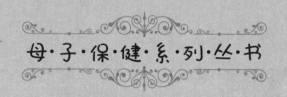

母·子·保·健·系·列·丛·书

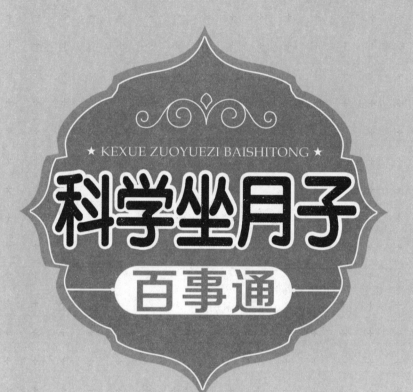

★ KEXUE ZUOYUEZI BAISHITONG ★

科学坐月子

百事通

吴 凌 /主编

U0278327

打造健康靓丽孕妈妈
养育聪明可爱小宝宝

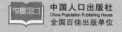

中国人口出版社
China Population Publishing House
全国百佳出版单位

图书在版编目 (CIP) 数据

科学坐月子百事通 / 吴凌主编 . -- 北京：中国人口出版社 , 2018.2

（母子保健系列丛书）

ISBN 978-7-5101-5350-1

Ⅰ . ①科… Ⅱ . ①吴… Ⅲ . ①产褥期—妇幼保健—基本知识 Ⅳ . ① R714.6

中国版本图书馆 CIP 数据核字 (2017) 第 228194 号

科学坐月子百事通

吴 凌 主编

出版发行	中国人口出版社	
印　　刷	三河市恒彩印务有限公司	
开　　本	710 毫米 ×1000 毫米　1/16	
印　　张	16	
字　　数	210 千字	
版　　次	2018 年 2 月第 1 版	
印　　次	2018 年 2 月第 1 次印刷	
书　　号	ISBN 978-7-5101-5350-1	
定　　价	32.80 元	

社　　长	邱 立
网　　址	www.rkcbs.net
电子信箱	rkcbs@126.com
总编室电话	（010）83519392
发行部电话	（010）83534662
传　　真	（010）83538190
地　　址	北京市西城区广安门南街 80 号中加大厦
邮　　编	100054

特别的爱给特别的你

——来自医学专家和编创团队的贴心关怀

关键词：作者队伍——由妇幼保健专家、产科临床医生、婴幼儿营养护理专家、儿科门诊医生组成。他们有资深的阅历和丰富的经验，更饱含为姊妹们服务的热情；他们在完成繁重的本职工作后，牺牲几乎所有的休息时间，加班加点，反复修改，高质量地完成了编写任务。他们向读者详细介绍了当今国内外最新的科学技术成果和各种有效的孕育保健措施。

关键词：编写原则——实用、简便、通俗，坚持以人为本，打造适合新妈妈新爸爸们阅读的精品图书，传播人性化、通俗化、科学化的孕产养育百科知识。让初为人母、初为人父的夫妻们少一分担心，多一分安心；少一分忧心，多一分开心。

关键词：内容简介——本书着重介绍了以下四个方面的内容：顺利分娩、把握坐好月子的日常生活细节、月子期吃好一日三餐、新生儿护理。详细阐述合理补充营养与调理身心平衡，在短时间内恢复新妈妈身体，与新生儿护理等问题。

关键词：利于健康——我们采用近年来在欧美流行的轻型纸来印刷图书。轻型纸在生产过程中不添加任何荧光增白剂，造纸时对纸浆的漂白、蒸煮处理会减少，废液的排出会相应减少，属于纯木浆纸。在使用过程中它挥发出的有害人体的化学因子也会大幅度减少，因此更绿色环保，利于健康。

一切为了孕育健康、聪明、美丽的宝宝……

前 言
PREFACE

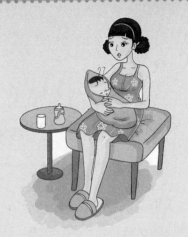

十月怀胎，一朝分娩。

期盼已久的时刻终于到来了，就要当妈妈了！在这一时刻，每个女人都会激动不已。然而，坐月子可是一件不寻常的事。古人常说："男怕拉车子，女怕过月子。"意思是说坐月子是女人一生中很辛苦的事。产妈妈在坐月子期间一定要积极地对自己的身体进行调养，这样才能够保证身体的快速恢复，使得产妈妈保证身体的健康。

为了帮助新妈妈科学地坐好月子，我们特意编写了一本有关坐月子的书籍，专门介绍有关月子里产妈妈和宝宝护理的知识，希望能对你们有所帮助。

本书针对中国女性的生理特点，以妇产科专家的临床经验及传统养生理论为基础，结合了现代健康生活的观念，从产妈妈身体变化、产后调养、日常护理、常见病防护，以及新生儿特征、新生儿哺乳喂养、新生儿疾病防治等几个方面，对如何科学坐月子，如何合理补充营养，如何在最短时间内恢复体形，如何护理新生儿等问题给出了科学的应对策略。书中图文并茂，推荐的方法科学实用，简单易学，是准妈妈分娩坐月子之必备手册。

本书参编人员都是专家学者或一线医务人员，我们可以自信地向将要做妈妈的朋友以及准爸爸们说：我们将全程陪你度过一个满意的月子，伴你度过人生一段特殊而重要的日子。

在编写过程中，由于我们水平所限，书中难免出现一些纰漏和不足，恳请广大读者批评指正。

编　者

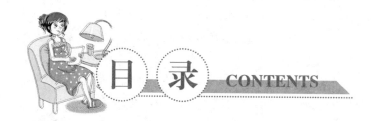

目 录 CONTENTS

第一篇 迎接宝宝出生

第一章

分娩前的准备

第二章

正常分娩

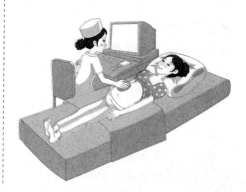

第三章

异常分娩

第二篇 月子期间的生活调理

第一章

月子中的生活起居

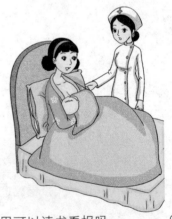

第二章

月子期间的饮食

第三章

产妈妈滋补食谱

第四章

产妈妈催乳食谱

第五章

如何恢复健美体形

第六章

月子里疾病防治

第三篇 新生儿的保健与护理

第一章

新生儿的正常生理特征

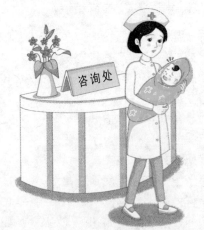

第二章

新生儿的哺乳与喂养

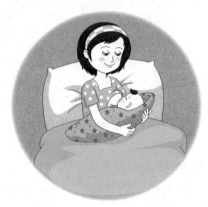

第三章

新生儿的日常护理

第四章

新生儿的疾病与防治

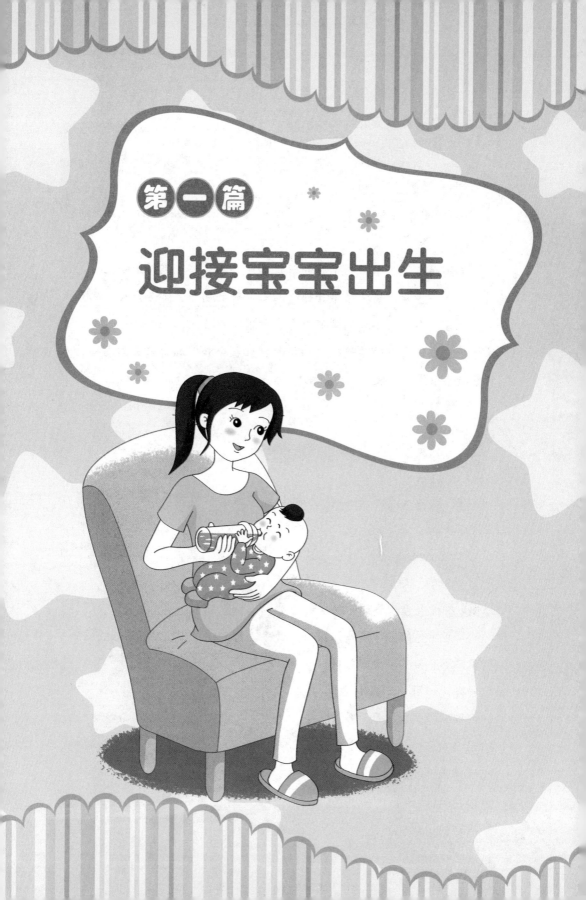

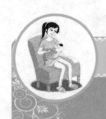

第一章
分娩前的准备

　　孕妈妈在经历了怀胎十月的喜悦和辛苦后，都在期待着小生命的降临。总有一些孕妈妈从怀孕开始就担心分娩的问题，常会出现一系列异常的心理状态。只要我们做好准备，就能"有备无患"。良好的社会支持可对应激状态下的孕妈妈提供保护，让社会和家庭都来关心这些为人类繁衍做出伟大贡献的妈妈们吧！

 ## 做好产前心理准备

　　每一位孕妈妈在经历了怀胎十月的喜悦和辛苦后，都在期待着小生命的降临。这时候，总有部分孕妈妈一想到分娩的痛苦就感到害怕；还有一些孕妈妈从怀孕开始就担心分娩的问题，甚至在怀孕晚期对"临产""分娩"等医学词汇也感到恐惧。种种担心和不安可以理解，但对于正常分娩的孕妈妈来说其实是不必要的。分娩和怀孕一样，一百个产妈妈会有一百种感觉，但经历过分娩的母亲会告诉我们，分娩是能够承受的自然过程。然而产妈妈在临产过程中，常会出现一系列异常的心理状态。主要表现为对分娩感到紧张、焦虑、担心和恐惧。她们怕分娩疼痛、怕难产、怕出血过多、担心婴儿异常等。

这些有害的心理状态对产妈妈的分娩是十分不利的。因为恐惧的心理情绪会使人体产生种种反应，造成产妈妈对疼痛过于敏感，并通过中枢神经系统抑制子宫收缩，使产程延长甚至出现难产。同时，还会造成产妈妈产后子宫出血过多，影响功能的恢复和乳汁分泌，间接影响婴儿健康。因此，注意临产妈妈的心理保健，使之形成良好的心理状态，对于顺利分娩和产后身体恢复具有十分重要的意义。

社会和家庭的支持，是影响心理状态的主要因素。良好的社会支持可对应激状态下的孕妈妈提供保护，有缓冲压力作用。让社会和家庭都来关心这些为人类繁衍做出伟大贡献的妈妈们吧！

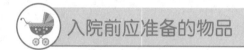

入院前应准备的物品

（1）家属应作哪些准备

①入院时的必备物品：医疗证、洗漱用具、拖鞋、换洗衣物、妊娠日记、日常用品、开襟毛衣、毛巾3条、创可贴、纱布、手帕、药棉2包、筷子、饭盒、哺乳期专用胸罩。

②阵痛前的必备物品：睡衣或开襟式睡袍、腹带1条、腰巾1条、毛巾2条、前开门短裤2条、产用垫巾1包、薄棉纸1盒、零用钱或手机。

③其他附带物品：矿泉水（带吸管）、柔软食品、有关生产的书籍。

（2）准妈妈用品

①宽松的T恤。

②前开口的睡袍。

③ 厚袜子（分娩后会冷）。

④2～3个喂奶的胸罩，可以侧边或一侧拉开，宽的肩带。

⑤乳头霜或乳液，防治乳头的疼痛。

⑥六条棉质、深色的内裤，或者是一次性纸内裤。

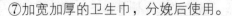

⑦加宽加厚的卫生巾，分娩后使用。

⑧各类有关的书籍。

（3）人工喂养用品

①125毫升奶瓶。

②250毫升奶瓶。

③自然奶嘴、普通奶嘴、防塌陷的奶嘴。

④量杯。

⑤温奶器。

⑥奶嘴消毒器。

⑦奶瓶刷。

⑧辅食添加用品，有胶衬里的毛巾围嘴。

（4）母乳喂养用品

①吸奶器。

②乳垫，保护乳房用。

③消毒湿巾。

（5）婴儿床上用品

①一条能包裹或覆盖的小毛毯。

②四周栏杆光滑的婴儿床。

③棉质的床单2～4条，以备尿湿更换。

④软枕头1～2个。

⑤婴儿床上吊的小玩具。

（6）婴儿洗澡用品

①浴盆，最好是椭圆形状。

②婴儿专用的洗浴用品。

③两条软毛巾，洗澡用。

④专洗脸部小毛巾。

⑤擦汗用的大毛巾。

（7）婴儿食品

①奶粉。

②补钙用品。

（8）婴儿日常用品

①各种型号的尿裤（尿布）。

②童车。

③婴儿服装，需要纯棉质地。

 分娩前准爸爸的准备

妻子怀孕之后，当丈夫的就要开始忙碌了，到妻子临产前1个月，更应加快节奏，高质量地做好妻子产前的各项准备，迎接小宝宝的出世。

（1）清扫布置房间　在妻子产前应将房子收拾好，以使妻子愉快地度过产假期，使宝宝出生在一个清洁、安全、舒适的环境里。房间一旦确定，就要进行清扫和布置。如果可能的话，最好能粉刷一遍，如果不能粉刷，也一定要认真地将墙面清扫一遍。清扫时要注意顶部和墙体的上部有无开裂的墙皮或可能会掉下来的东西，如果有，或是将其清除，或是采取加固措施，以保证安全。还要注意房间的采光和通风情况，使采光和通风条件尽可能完善。

（2）拆洗被褥、衣服　妻子坐月子前，行动已经不方便了，当丈夫的应当主动地将家中的被褥、床单、枕巾、枕头拆洗干净，并在阳光下曝晒消毒，以便使妻子能够顺利地度过产期。妻子坐月子时所需穿的衣服，如果是旧衣服的话，当丈夫的也应当在妻子临产前洗干净，经曝晒消毒之后放好。

（3）购买物品、用具　购置食品：适量挂面或龙须面、小米、大米、红枣、面粉、红糖、鲜鸡蛋、食用油；适量的虾皮、黄花、木耳、花生米、芝麻、黑米、海带、核桃等能够储存较长时间的食品。

购置洗涤用品：如肥皂、洗衣粉、洗洁精、去污粉等。妻子产后及护理新生儿时期，洗涤用品的用量较大，由于这些物品不易变质，为了方便，可以一次性多购置一些。

温馨提示

布置房间时，应当首先将怀孕的妻子安排在采光、通风条件好且安静、干燥的地方。如果房间少，不能专为妻子安排一间的话，可用家具隔出一个小空间，以便尽量减少外界的干扰。还要检查房间是否有鼠迹、蟑螂、蚂蚁等，要采取措施消灭它们并防止其再度出现。

丈夫是最佳的生产陪护人

产妈妈生产过程中，丈夫是最佳的陪护人。丈夫给予产妈妈心理和精神上的支持是其他人所不能取代的，而且对促进夫妻感情也有积极意义。

丈夫陪伴产妈妈具有独特的作用。他们知道妻子的爱好，可以在她们疼痛不安时给予爱抚、安慰及感情上的支持。产妈妈在得到丈夫亲密无间的关爱与体贴时，可以缓解紧张恐惧的心理，减少孤独感。而且丈夫可在医务人员的指导下帮助产妈妈做一些事情，如握手、抚摸、按摩、擦汗等，使产妈妈感受到亲情的温暖。

高龄初产需要注意什么

35岁以上才第一次分娩叫做高龄初产。80%～90%的高龄初产妇所生的新生儿都是健康的，生产过程也是顺利的。但确实存在一些不利因素，如年过35岁，产道和会阴、骨盆的关节相对变硬了，会延长分娩时间，容易造成难产等，这些需要早期诊断及时采取措施，是可以预防的。高龄初产要保持平静舒畅的心情，可适当注意以下几点：

（1）要充分休息，保证足够的睡眠。

（2）注意摄取营养平衡多样化，尽量吃易消化的食物。

（3）重视定期产前体检，按医生意见去做。

（4）有条件的尽量到设备齐全、医疗条件好的医院去分娩。

 产妈妈产前征兆

（1）胃部的压迫感消失　怀孕中随着胎儿的成长，子宫宫底高度在怀孕35～36周时最高，以后渐渐地降下来。这是因为随着分娩的临近，子宫口和产道变软，胎头下降到骨盆里。由于一直压迫胃部和胸部的子宫下降，胃部的不舒畅感消除，消化不良、胃口难受等现象消失，所以吃饭显得痛快，呼吸也舒畅了。

（2）疼痛、腹胀　到了怀孕晚期，孕妈妈会感到一日数次肚子发硬、发胀，有的人还会感到疼痛。这是因为子宫在不规则地收缩，但这与临产时的宫缩不同，叫作假临产，是临产先兆之一。这种子宫收缩如以1~5分钟的间隔有规律地进行，就是临产信号——真正的宫缩了。

也有的人感觉不到假临产，就开始了真正的宫缩。

（3）尿频　由于胎头下降，胎头会压迫膀胱，引起尿意增多，使孕妈妈有一点尿就想去厕所，有时到了厕所又尿不出，或尿完后马上又想尿。

（4）腰痛、大腿根发胀　大腿抽筋、腰痛，也是临产征兆。有时孕妈妈步履艰难，耻骨部分疼痛。这是因为胎儿的头部下降，压迫骨盆内神经而表现出的症状。

（5）分泌物增多　为准备生产，子宫颈口张开，所以阴道分泌物增多，常为透明的或是发白色有黏性的分泌物。如果出现茶色带血的分泌物，也是产妈妈临产症状。因此，在怀孕晚期，必须经常注意观察分泌物的性状。

（6）胎动次数减少　一直活跃的胎动渐渐变得迟缓了。这是由于子宫一经收缩使得胎儿难以动作，也是由于胎儿临近分娩，胎头的位置已固定的缘故。在胎动的感觉方面，每个人都不一样，但是没有突然停止的。

 ## 产妈妈应在什么时间入住医院

正常产妈妈住院应选准时机。如果入院太早，一是时间过长不生孩子就会精神紧张，也容易疲劳，往往引起滞产；入院太晚，又容易发生意外，危及大人和胎儿生命。一般说来，出现以下征兆后入院比较合适。

（1）临近预产期　如果平时月经正常的话，基本上是预产期前后分娩。所以，临近预产期时就要准备入院。

（2）子宫收缩增强　当宫缩间歇由时间较长，转入逐渐缩短，并持续时间逐渐增长，且强度不断增加时，应赶紧入院。

（3）尿频　孕妈妈本来就比正常人的小便次数多，间隔时间短，在临产前更为频繁。这说明胎儿头部已经入盆，即将临产了，应立即入院。

（4）见红　分娩前24小时内，50％的妇女常有一些带血的黏液性分泌物从阴道排出，称"见红"，这是分娩即将开始的一个可靠征兆，应立即入院。

（5）及早住院　高危孕妈妈应早些时间入院，以便医生检查和采取措施。下述孕妈妈应提前入院。

①妊娠合并内科疾病，如心脏病、肝、肾疾患等。

②过去有不良生育史，如流产3次以上，有早产、死胎、死产、新生儿死亡或畸形儿史等。

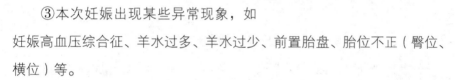

③本次妊娠出现某些异常现象，如妊娠高血压综合征、羊水过多、羊水过少、前置胎盘、胎位不正（臀位、横位）等。

④有其他特殊情况，如高龄初产、身材矮小、骨盆狭窄等，这些高危孕妈妈一般要在预产期前两周入院，等待分娩。

 ## 特殊妈妈不要忘记带上产前诊断

产前诊断又叫"胎儿宫内诊断"，为了优生，具有下列情形之一的准妈妈需要做产前诊断：

（1）准妈妈年龄大于35岁。

（2）夫妇一方为染色体异常或为染色体平衡异位携带者。

（3）有分娩染色体异常儿历史者。

（4）夫妇一方为X连锁隐性遗传病患者或有某种X连锁隐性遗传性患

儿分娩史，此次妊娠须做胎儿性别预测者。

（5）其他经产前门诊检查确定要进行胎儿宫内诊断者。

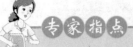

　　准妈妈产前诊断的目的，在于了解胎儿有没有先天性或遗传性疾病。在整个怀孕过程中，准妈妈应按医师的嘱咐定期复查，整个孕期只做一次或两三次检查是不够的。因为胎儿每日每时都会发生变化。医生通过系统观察，可了解胎儿在宫内的发育情况，拟订监护计划，确定分娩方式，进行孕期监护。

如何确定分娩方式

　　分娩的方式有两种：自然分娩、剖宫产。

　　分娩的过程可以说是自然天成，巧妙的配合，是母体和胎儿共同配合、共同努力的结果。

　　（1）决定分娩的因素　决定分娩的因素有三个：产道、产力、胎儿。

　　①产道。胎儿产出的通道叫作"产道"。这里有骨盆、子宫体、宫颈、阴道、会阴。平时无论哪儿都没有胎儿可以通过的缝隙。可是一旦产期临近，软产道（会阴部）周围的肌肉和韧带就会变软伸开，而且骨盆的耻骨结合处也会松弛，并微张开。这是由于激素的作用。这样的变化，是为了在怀孕晚期胎儿可以顺利地通过。

　　②产力。即"子宫收缩"。子宫反复收缩（宫缩），装有胎儿和羊水的"袋子"（胎膜）中的压力逐渐增强，这压力就会把胎儿逼到子宫口。随着压力的增强，胎膜从子宫壁脱落，整个袋子把子宫口撑开，这叫作"胎胞"。在子宫口开全的前后，胎胞因不能承受压力而破裂，引起破水，

胎儿就可顺利通过产道。

③胎儿。这里指胎儿在子宫中的位置、姿势本身都显示出了方便生产的样子，也就是采取让身体中最大的头部先出来的体位，而下肢靠近胸部，缩肩抱围（屈曲胎势）。

怀孕晚期至临近分娩时，若经产前检查，母体、胎位状况一切正常，当采取自然分娩的方法。若有一方有明显问题，如孕妈妈产力不够，或者胎儿位置不正，就构成了难产。

（2）剖宫产　剖宫产是通过开刀剖腹、取出胎儿的手术。是解决难产、不能从阴道分娩的难题而采取的技术手段。什么情况下才能做剖宫产呢？

产妈妈骨盆狭窄、产道有阻塞、阴道横膈，胎儿过大或胎位不正，产程过长或子宫颈口不开大，估计通过阴道分娩确有困难。

产前有大出血，包括前置胎盘，胎盘早期剥离，为了确保产妈妈的生命安全而采取剖宫产。

胎儿情况不好，产生窘迫、需要立即结束分娩以抢救胎儿。

凡以上情况，应当采取剖宫产帮助娩出胎儿。

但剖宫产也有许多不利因素，主要是出血多，容易感染发炎，手术后产妈妈体力恢复较慢，还可能在日后发生肠粘连。而且子宫上留有瘢痕，如果第一个宝宝出生后发生意外，再次妊娠分娩时就有可能发生子宫破裂的危险。所以除特殊情况外，还是不要剖宫产为好。

另外，剖宫产的婴儿头部受压较少，呼吸中枢的准备不足，出生时不易激起呼吸。剖产儿出生时，常需要很快切断脐带，因此从胎盘得到的血液比较少，出生后容易贫血和体重下降，肺部功能也较差。

有的产妈妈怕分娩疼痛，要求剖宫产，其实没有这个必要。实际上手术后麻醉药消失时，疼痛会更加厉害。所以，能自然分娩者，应尽量争取自然分娩，这是最顺乎自然的分娩方式。

超过预产期是否应进行人工分娩

比预产期早两周生产叫"早产"，超过两周才生产叫"超过预产期"。如果在计算预产期时并没有把最后一次月经日期算错，即使超过预产期好几周，也一定会生产的。

如果遇到一直不生时，有可能是月经日期算错，或实际受孕的时期晚了一些，再就是腹内的胎儿已经死亡了。月经只不过是作为诊断参考的一种，有时还要依照胎儿的发育状态来决定。胎儿是否死亡，除了看胎儿的大小之外，还可以依尿检、胎儿心音的有无及照B超来查知。

超过预产期仍然没有阵痛发生时，使用人工的方法使产妈妈产生阵痛，这叫作"分娩诱发法"。另外还有注射子宫收缩剂或将橡皮棒插入子宫内等方法。

另外，高龄初产妈妈产道坚硬时，可用药物使它变软。

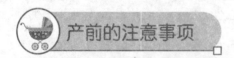 ## 产前的注意事项

临产前需要注意的事项如下：

（1）不少孕妈妈由于缺乏常识，对分娩有不同程度的恐惧心理。这种不良的心理，不仅会影响孕妈妈临产前的饮食和睡眠，而且还会妨碍全身的应激能力，使身体不能很快地进入待产的"最佳状态"，因而影响正常分娩。事实上，在现代医疗条件下，只要进行产前检查，分娩的安全性几乎接近百分之百。

（2）产妈妈分娩时要消耗很大的体力，因此产妈妈临产前一定要吃饱、吃好。此时家属应想办法让产妈妈多吃些营养丰富又高热的食品（比如巧克力），切忌什么东西都不吃就进产房。

（3）忌身体或精神上的过度劳累。到了妊娠后期活动应该适当减少，工作强度亦应适当减低，特别是要注意休息好，睡眠充足。只有这样才能养精蓄锐，使分娩时精力充沛。

（4）调查表明，孕妈妈在生活、工作上遭到较大的困扰，或者是发生了意外的不幸事件，都可使孕妈妈产前精神不振、忧愁苦闷。这种消极的情绪可以影响顺利分娩。特别应该指出的是，有些丈夫或公婆，强烈盼望生育男孩，在产妈妈的心理上造成了无形的压力，也是出现难产的重要诱因之一。

（5）有些孕妈妈在分娩上也是一个"急性子"，没到预产期就焦急地盼望能早日分娩；到了预产期，更是终日寝食不安。她们不懂得预产期有一个活动范围，提前10天或延迟10天左右，都是正常现象。俗话说"瓜熟蒂落"，不必着急。

（6）一般在接近预产期的前半个月，就不宜再远行了，尤其是不宜乘车、船远行。因为旅途中各种条件都受到限制，一旦分娩出现难产是很危险的事情，有可能危及母子安全。

（7）一些孕妈妈大大咧咧，到了妊娠末期仍不以为然。结果临产时常常准备不充分，待产孕妈妈应提前选择好分娩的医院和医生，并准备好自己的产前体检的状况手册，以免入院前手忙脚乱。

（8）一般情况下，孕妈妈临产前都会出现一定程度的紧张心理，此时她们非常希望能得到来自亲人尤其是丈夫的鼓励和支持。所以，作为丈夫，在妻子临产前应该尽可能拿出较多的时间陪伴妻子，亲自照顾她的饮食起居，使她感到你在和她一起迎接着考验。这是丈夫对于妻子生产的最好帮助。

（9）分娩是正常的生理活动，一般不需要用药，也没有能使产妈妈腹痛减轻的药物。因此，产妈妈及亲属万不可自行其是，滥用药物；更不可随便注射催产剂，以免造成严重后果。

妈妈须知

有些妇女怀孕早期担心流产，怀孕晚期害怕早产，因而整个孕期都不敢活动。有些孕妈妈则是因为懒惰而不愿意多活动。实际上，孕期活动量过少的产妈妈，更容易出现分娩困难。所以，孕妈妈在妊娠末期不宜生活得过于懒惰，也不宜长时间地卧床休息。

注意孕妈妈产前的饮食安排

孕妈妈临产前饮食选择的原则是：应该吃营养价值高、热量高、少渣、半流质、新鲜而且味道可口的食品。这是因为，临产前产妈妈一般心情都比较紧张，不想吃东西，或吃得不多。所以，首先要求食品的营养价值高和产热量高，这类食品很多，常见的有鸡蛋、牛奶、瘦肉、鱼虾和大豆制品等。同时，要求食物少而精，防止胃肠道充盈过度或胀气，有碍于顺利分娩。再则，分娩过程中消耗水分较多。因此，临产前应吃含水分较多的半流质软食，如面条、大米粥等。民间习惯于临产前让孕妈妈吃白糖（或红糖）卧鸡蛋或吃肉丝面、鸡蛋羹等，这些都是临产前较为适宜的饮食。应该注意的是，临产前不宜吃过于油腻的油炸、油煎类食品。

为满足产妈妈对热量的需要，临产前如能吃一些巧克力（不宜过多）很有裨益。因巧克力含脂肪和糖，产热量高，尤其对于那些吃不下东西的临产妈妈更为适宜。

临产前产妈妈应排空大小便

有的孕妈妈临产前准备不足，容易憋着大小便上产床，这是极为不利的。有经验的医生总是嘱咐产妈妈先排尽大小便，或在宫颈刚扩张时，医生要用肥皂水灌肠，清除粪便。这是因为排空大小便，有利于子宫收缩。

子宫的位置在膀胱之后，直肠之前。怀孕后子宫随着胎儿的生长发育而长大，足月孕妈妈子宫重量达 1000~1200 克，容积可达 5000 毫升。长大的子宫，势必挤压直肠和膀胱，使直肠张力降低，蠕动减弱。

分娩时子宫进行强而有节律的收缩，以娩出胎儿。若周围挤压过紧，必然影响子宫收缩。因为子宫的正常收缩运动，要求有一个宽松的环境。假如直肠充满粪便，膀胱充满尿液，子宫的收缩运动必然很费力，胎儿先露部分受阻而难于下降，以致宫口迟迟不开，胎头在盆底较长时间压迫膀胱和肛门括约肌，以致括约肌麻痹导致产后尿潴留和产后大便困难。排空大小便，还可避免因腹压增加而造成产妈妈在分娩过程中不由自主地将大便溢出，污染外阴。因此，排空大小便还可减少产道细菌感染的概率。

分娩前，产妈妈应做到定时小便，每隔 2～4 小时排尿 1 次，使膀胱随时呈现空虚状态。若产前有排尿困难情况，应及时去产科检查，必要时要导尿，或针灸通便。临产前应定时大便，养成晨起排便习惯。若大便困难，宜多吃新鲜蔬菜、水果（如香蕉、柿子、西瓜）、蜂蜜等。

坐月子要不要找月嫂

提到"月嫂"，很多人第一反应就是保姆。其实，月嫂与传统意义上的保姆相比，月嫂的工作范围更小、更集中，而且技术性要求更高。月嫂找还是不找，这是让很多准妈妈犹豫不决的问题。找或不找的优缺点，大致如下：找月嫂的理由：家里没有人能照顾；月嫂有经验，能照顾好妈妈和宝宝，自己和家人都省心。不找月嫂的理由：家里人手够，完全能照顾过来；浪费那个钱不如花在宝宝别的需求之处；找个不称职的，耽误大人小孩，花钱买气受。其实，大部分找了月嫂的妈妈认为还是有必要的。

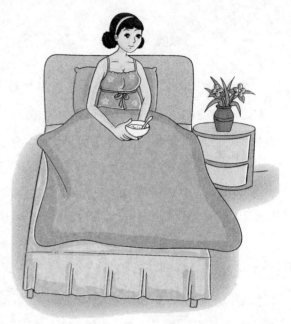

第一，月嫂受过专业培训，对婴儿的照顾周到，比如对婴儿的护理，早期智力开发，营养搭配，及早发现孩子的问题，如通过大便看孩子消化，是否有火，等等。第二，对产妈妈的照顾，可以科学地调理产妈妈身子，既有营养又可恢复原有身材，教产妈妈科学育婴的方法。第三，减轻家人负担，照顾家人生活，教家人一些健康生活小常识。

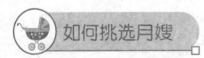

如何挑选月嫂

如何挑选月嫂呢？应该与正规公司签约，别以为熟人介绍的省去一笔费用，殊不知后期会有许多隐患，月嫂出问题了投诉无门，找正规公司除专业技能有保障外，不满意还可随时更换。好的月嫂应该具备什么条件呢？

①个人卫生习惯好，为人干净利索。

②有爱心，耐心、用心呵护孩子。

③睡觉不打呼噜，不会影响产妈妈的睡眠和休息。

④熟练制作月子餐，能把枯燥的月子餐做得相对色香味俱全。

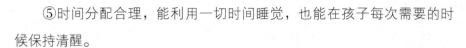

⑤时间分配合理，能利用一切时间睡觉，也能在孩子每次需要的时候保持清醒。

⑥准备工作充分，凡事儿有条不紊。

⑦护理经验丰富，对孩子还是产妈妈护理知识一定要熟练。

⑧性格和心态好，即会有自己的工作思路，又会满足家里的客观化要求，即使在意见不一致的时候，也会找到合理的方法来沟通解决。

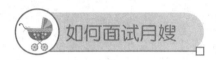

（1）挑选面试人选　到附近的正规家政公司或母婴护理公司，根据自己家庭的需求，如月嫂的年龄、工作经验、服务内容等，挑选初步合意的。然后就月嫂的价钱和其他自己关心的问题做进一步了解。

（2）联系月嫂　列个表，将初步选出的月嫂联系方式写上，联系完后随手将约定的时间和地点也填在后面，这样避免同时联系多个容易混淆。月嫂一般都在户主家，最好发短信，告诉自己的预产期，问是否有空，能否面谈，然后再确定见面时间和地点。在几次短信和电话的联系过程中也能看出月嫂的素质，有的月嫂短信也不会发，虽然这不是先决条件，但总觉得是不是年纪大或者比较封闭。有的会很客气礼貌，回答很周全。

（3）面试地点和时间　如果月嫂在户主家，着急的话就只能到月嫂工作的地方；如果月嫂正好空闲或者自己不着急能等到月嫂下户，约个时间让月嫂到家里或去家政公司面谈。

（4）面试提问　有关面试的问题基本上就是照顾宝宝和产妈妈两方面，另外注意一点就是对自己关心的问题尤其要重点问，如打算全母乳喂养，在这方面就着重多问一些。可以把问题整理好打印出来，面试的时候参考，面试几人后基本上也都大概记得了。面试的时长大概为三十分钟到一个钟头不等。

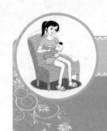

第二章

正常分娩

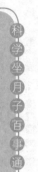

分娩时，产道并非已完全扩张，等待胎儿的通过。而是要靠产妈妈正确的用力法，使胎儿以前进两步、后退一步的形式，逐渐向前进。如果用力的方法错误，就无法产生前进两步的力量，而且又在此松一口气，变成进一步、退一步时，胎儿就会滞留原地不进不退了。因此，了解分娩知识，掌握分娩技巧是十分必要的。

什么是足月分娩

胎儿在母体内生长发育 266 天，月经周期为 28 天的妇女，从月经第一天向后计算 40 周（280 天）为预产期。因为月经周期、排卵时间以及多种因素，在分娩的时间上存在着个体差异。

足月分娩是指孕 37 ~ 40 周内的分娩。在这个阶段内分娩的婴儿都是足月儿。我们说妇女在预产期当天分娩的只占 5% ~ 12%，有 70% 左右的孕妈妈在 37 ~ 42 周内分娩。有 10% 左右超过 42 周分娩，为过期妊娠，有 5% ~ 7% 为早期。

分娩开始了

如前所述，分泌出含有血性的、黏稠的白带，被看成开始分娩的信号。总之，当有这样的白带，又每 10~15 分钟出现一次阵痛时，常被认为已经开始分娩了。

但是，这时候还不必上产床。由于是在医院里，可以安心地在分娩预备室或产房中等待。在此期间可接受灌肠、剃毛，根据情况也有需要做导尿等产前处置的。

对于分娩时的疼痛，有各种各样的解释。首先是要有精神准备，因为胎儿要从小小的阴道口生出来，一般是不会完全不痛的。此时，通过训练，掌握了无痛分娩方法，按要求的方法用劲，加上迎接新生儿的愉快心情，对疼痛的感受会有很大减轻。与其想着疼，还不如想着婴儿就要诞生了，那是何等愉快呀！为了可爱的婴儿诞生，付出母亲的力量吧！

为了即将诞生的可爱的婴儿，请平心静气地等待着上产床这段时间。医生、助产士和护士根据每时每刻的情况变化，会安排好该做什么。要全部委托给她们，并听从她们的指示。

什么是产道

产道是胎儿娩出经过的道路，可分为骨产道与软产道两部分：

（1）骨产道　骨产道就是骨盆。骨盆前壁浅，后壁深，入口前后径较短，出口则横径较短。如果骨盆的形状、大小有异常，就会阻碍胎儿的娩出运动。在产前检查时，医生会用各种测量方法，鉴定骨盆的大小，并根据胎儿的大小，决定分娩方式。

（2）软产道　软产道是个圆筒形的管道，是由软组织构成的，包括子宫下段、子宫颈、阴道及骨盆底组织。

①子宫下段。是子宫颈的一部分，未怀孕时叫子宫峡部，只有1厘米长，到妊娠末期，特别是分娩以后，羊水或胎先露的压力施加于子宫下段。遇到子宫上段收缩时，下段即被拉长，长度可达7～10厘米，变得较薄、较软。

②子宫颈。妊娠后由于体内激素的变化及血管增多，子宫颈变得松软，子宫颈管内有黏液封塞子宫口。分娩开始之前，子宫颈管长1~2厘米，分娩开始以后，由于子宫收缩，子宫颈管渐渐变短、变平，最后完全消失。子宫颈管内的黏液与子宫颈黏膜也大部分被挤出，同时子宫颈管壁会受到损伤，引起少量出血。血液与黏液相混合从阴道排出，就是"见红"。初产妈妈子宫颈管消失，宫口便开大。在分娩前，子宫口仅有几毫米，子宫口必须开大到10厘米左右时，胎头才能通过。

③阴道及骨盆底。平时妇女阴道的前壁和后壁是贴在一起的，临产后，随着子宫口的开大和胎儿的下坠，阴道也被展开，变成又宽又短的筒状，使胎头可以顺利产出。

 ## 初产妈妈和经产妈妈的不同

初产的人和经产的人最大的不同之处，就在于产道难以扩张和容易扩张。经产妈妈由于子宫口曾经开放过，所以产道也容易扩张开来。因此，阵痛一旦正常地增强起来，胎儿就急速下降，多数情况下生得较快。初产的则不是那样，而是要慢得多。所以就是阵痛开始了，还会有一段较长的时间。一般的经产妈妈只需初产妈妈分娩时间的一半。不过，初产妈妈能早些予以注意，也是非常重要的。

但是，关于分娩，不论是初产妈妈还是经产妈妈，都必须老老实实地听从医生和助产士的安排。因为情况每时每刻都在不断变化着，决不允许自己任意行动。即便是同样的用劲，如果得不到医生指导，仍会白白消耗体力。所以，一定要信赖医生和助产士，听从他们的指导。

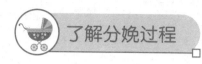

了解分娩过程

分娩的临床经过是孕产妈妈非常希望了解的内容之一，有些经产妈妈回想起分娩的经历，往往会情不自禁地说："我生孩子时的情景，就好像经历了一场殊死搏斗。"其实当你了解了分娩过程，自然就不会紧张了。

从有规律的宫缩到胎儿娩出、胎盘娩出，就是分娩的全过程。根据分娩过程发展的不同特点分为3个阶段，即3个产程：

（1）第1产程　从有规律的宫缩到子宫口开全，初产妈妈平均需12～16小时，经产妈妈平均需6～8小时，但有明显个体差异。开始时，阵痛间歇10～15分钟，宫缩30秒。随着产程进展，间歇时间缩短为3～5分钟，宫缩时间延长为50～60秒。到宫口开全时，持续宫缩可达1分钟以上，间歇1～2分钟。在这个时期，由于子宫收缩，子宫内的胎儿和羊水都受到压迫而形成胎胞，胎胞对四周产生压力，使子宫口徐徐开大，直到开全。当子宫口开全时，子宫内的压力增高，胎膜破裂而羊水流出，产妈妈这时要上产床。这一时期要注意体力消耗，应及时补充水分、饮食。间歇期抓紧时间睡眠休息。宫缩时可做深呼吸、按摩、压迫腹部，以减轻疼痛。宫缩不强时，可以下床在室内走动。如胎膜已破，应卧床待产，以防脐带脱垂。

（2）第2产程　从宫口开全到胎儿娩出，初产妈妈平均1～2小时，经产妈妈约1小时或几分钟。破水后，宫缩频繁而强烈，胎头下降压迫直肠时，产妈妈有排便感觉，并不由自主地屏气向下用劲，使胎头继续下降，外阴张开，逐渐在阴道口看到胎头，宫缩间歇又缩回去，这种现象称为"拔露"。几次拔露后，胎头双顶露出，胎头于宫缩间歇时不再缩回，称为"着冠"。此期间，应积极与医生配合，在医生指导下恰当地用力，使胎儿顺利娩出。若这时不听医生指导，大喊大叫，烦躁不安，消耗体力，反而会造成宫缩无力，延长第2产程，胎儿呱呱坠地，新生儿建立了肺呼吸，标志着第2产程的结束。

（3）第3产程　从胎儿娩出到胎盘娩出，一般不超过半小时，若大于半小时，称为胎盘滞留，容易产生出血。胎儿娩出后，子宫收缩，子宫底降至脐平，由于子宫体积突然缩小，胎盘就会与子宫壁分离，不久又开始宫缩，促使胎盘排出。随着胎盘完整娩出，标志着第3产程的顺利结束。

 ## 应该怎样配合分娩

有些产妈妈认为分娩主要靠助产士或产科医生，那可错了。助产顾名思义就是帮助或协助产妈妈分娩，唱主角的恰恰是产妈妈自己。大量调查研究资料表明，产妈妈能否正确对待分娩很重要。在有些情况下本来应该是正常分娩，而且能够顺利分娩，却因产妈妈不能正确对待分娩，过于恐惧，极度紧张，不与医务人员合作，结果变成难产，危害母子的健康甚至生命。因此，每个产妈妈必须积极、主动地与助产人员密切配合。

首先，产妈妈不能性急，一开始宫缩（腹痛）就盼快生是不正确的。因为，从子宫有规律的收缩开始到胎儿娩出，初产妈妈一般要经过12～16小时，这段时间不能靠药物和其他方法缩短，否则会造成严重后果。不少地方（主要是偏僻的郊区），都有给产妈妈滥打催产素造成子宫破裂引起大出血，致使产妈妈送命的惨痛例子。所以，产妈妈一定要有信心和耐心。

其次，为了能有充足的体力应付分娩，产妈妈在宫缩的间歇期，一定要吃些东西，最好是流质食物，如牛奶、面条、甜粥、鸡蛋汤等，以增强体力，预防产力不足。

再次，在分娩时一定要听从助产人员指挥，她让什么时候用劲儿就什么时候用劲儿，让用多大劲儿就用多大劲儿，没让用劲儿时千万别自己乱使劲儿，以免体力消耗过大，做无用功。同时，产妈妈必须保持头脑清醒，情绪稳定，不要慌乱，不必恐惧和紧张，紧张往往会妨碍子宫正常收缩，不利于顺利分娩。有些产妈妈在子宫阵缩时大喊大叫，甚至浑身乱抖、乱动，这样做非常不好，会使体力大量消耗，造成产力不足，引起滞产。同时，全身乱动，肌肉紧缩，也会妨碍软产道充分扩张，不利于胎儿顺利娩出。

最后，在配合分娩上也有学问。具体做法是，当宫缩比较频繁时（每分钟1次），产妈妈可深吸一口气，使腹部逐渐鼓起来，吐气时让腹部慢慢下降，同时双手在腹壁两侧或后腰部，由上至下地按摩，这有助于胎儿顺利娩出。当胎儿将要娩出、胎头到达会阴部时，由于压迫直肠会出现一种要解大便的感觉，这时要在宫缩开始时吸一口气，然后憋住，接着再像便秘时解大便那样向肛门会阴部用力，间歇时（宫缩停止时）应休息，不再用力；当胎儿刚娩出阴道时，产妈妈腹部会产生一种突如其来的空虚感。

为减轻分娩过程中的阵痛，产妈妈要学会正确呼吸和自我按摩。当子宫阵缩开始时，产妈妈可自然缓慢地深吸气，阵缩过后，再把气缓慢地呼出去。当子宫口开全后，阵缩强烈，产妈妈可用手握住床边把手，并向下屏气。若阵缩过紧，疼痛甚剧，产妈妈吸气时可用双手从下腹部两侧按摩到腹部中央；呼气时，又从腹中央按摩到腹部两侧，反复多次，也可用手轻压腹部最不舒服的部位，都可减轻疼痛。

产妈妈在临产前必须排空大小便，这将有利于分娩，否则会妨碍顺利分娩，值得注意。

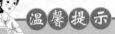

在临产时，必须听从助产人员的指挥，宫缩时要张口呼吸，不再用力，当宫缩间歇期再稍向下用力（切忌用力过猛），以便胎儿从产道内逐渐娩出，防止胎儿猛然冲出，因而造成会阴撕裂。产程中的呼吸技巧：

（1）第1产程早期　宫缩很轻微，你可以在整个宫缩期间均匀地做深呼吸。对宫缩不要紧张，而应作出欢迎的反应。

（2）第1产程后期　在宫缩时，进行不需下半身出力的轻轻的短促呼吸。当宫缩过后深吸一口气松弛一下，以对自己及周围的人作出宫缩已过去的信号。

（3）过渡阶段　试采用最浅表的呼吸——喘气——仅用口呼吸，然而不要换气过度，以免身体缺乏二氧化碳。你如果觉得头晕眼花，你的接生助手会在你呼吸时用手作杯状蒙在你的口、鼻部。

（4）第2产程　做深吸气并忍住，使气往下压，使得骨盆底往外膨出，使推力（产力）长而平稳。如宫缩仍强烈，再重复1次，宫缩过后要慢慢地、轻轻地躺下。

减轻疼痛的秘诀

当宫缩开始时，可做腹式深呼吸或腹部按摩。感到腰部胀痛时，做腰部按摩和用力也能减轻疼痛。

（1）腹式深呼吸的运用　腹式深呼吸具有稳定情绪的效果（镇静效果），反复做可减弱因子宫收缩而引起的强烈刺激。此外，腹式深呼吸还可防止胎儿氧气补给功能的低落，借此项运动，可松弛产道周围紧张的肌肉，促进子宫口的扩张。

一般而言，在分娩的第 1 期产妈妈容易焦躁不安，为了稳定情绪，平安度过这一时期，腹式深呼吸是必要的动作。如果害怕因子宫收缩，引起反射性的下腹部用力阻碍分娩的进行时，可做腹式深呼吸。如此便能轻松、快速地度过分娩的第 1 期。

（2）腹式深呼吸的方法　①仰卧腹式深呼吸的方法。两腿轻松的张开，膝盖稍微弯曲。两手的拇指张开，其余四指并拢，轻放在下腹部上，围成三角形。两手的拇指约位于肚脐的正下方。深吸气时，使下腹部膨胀般地鼓起。吐气时，使下腹部凹隐般地恢复原状。

②侧卧腹式深呼吸的方法。两膝轻松的弯曲，身体下方的手肘也弯曲，手掌放在脸旁。身体上方的手，像是要抱住腹部似的，向下腹部斜滑。

深呼吸的方法、练习的秘诀等，与仰卧的情形相同。

（3）腹式深呼吸的秘诀　腹式深呼吸是最重要的基本动作，要反复练习，直到能持续 30 分钟左右也不疲倦为止。

由于刚开始容易感到疲倦，所以逐渐延长练习时间即可。

做腹式深呼吸时，胎动较为活跃，但不必担心。

最初即使用力也无妨，只要尽量使腹部膨胀即可。

当腹部膨胀至最大极限时，再慢慢地吐气。也就是反复"膨胀""吐气"，多练习几次，就能做得很好。

反复练到习惯时，只要一吸气，腹部就会自然鼓起。

尚未习惯时，可能会作出肩膀用力、腹部稍稍鼓起，只有上腹部鼓起或胸部鼓起后，腹部才鼓起等笨拙、不灵活的动作，但只要多练习几次，这些缺点就会逐渐消失。

（4）腹式深呼吸时辅助动作的运用　①按摩。子宫收缩增强时，也就是第 1 期过半之后，可并用此法以缓和收缩的感觉。腹式深呼吸的同时，可以一面用双手在下腹部做回转运动，一面轻轻地按摩，也可采用直线运动的按摩方式。侧卧时，则以单手做同样的回转或直线按摩。

无论是仰卧或侧卧，都不可用力按摩耻骨正上方，如果过分刺激这个部位，可能会阻碍宫口的扩张。另外还有按摩腰部的方法，也能减轻疼痛，但自己无法做，必须要他人帮助。

②压迫法。这是在第1期过半之后，当子宫收缩逐渐增强，无法充分做腹式深呼吸的吸气及吐气时，所采用的一种辅助动作。

做腹式深呼吸的吐气时，以拇指或其余手指，压陷般地压迫腰内侧。此外，还可将拳头放在腰下，以缓和腰部的沉重感，但时间不可太长。

产妈妈分娩中巧用力

当子宫口全开后，子宫收缩会使胎儿逐渐下降到骨盆的出口。此时如果加上用力的动作，可促进分娩，并缓和子宫收缩所引起的强烈刺激，使产妈妈轻松地度过这段时期。

所谓的"用力"，与单纯的"使劲""用劲"不同，用力形成的腹压若不能顺着产道的方向，就毫无意义。

简单地说，就是必须和排便时的用力方法相同。或许有人会认为"那太容易了"。但分娩时是躺着而非蹲着的，所以用力并不简单，而且容易使人焦躁不安。

（1）仰卧时用力的方法　①正确的用力法。两脚充分张开，膝部弯曲，后脚跟尽量靠近臀部。两手向后举，抓住床头的栏杆或两侧的

把手。

先充分的吸气，从鼻子吐气的同时停止呼吸，几秒后再慢慢像是要排便或打开肛门似地逐渐用力。

此时要紧闭嘴唇，直到最后都不要让空气漏出来。从吸气、用力到吐气完毕，大约需要25秒。

确定用力的方法是否正确时，只要将手掌放在肛门附近，便可得知。方法正确时，手掌会被推向前；错误时，手掌几乎毫无感觉。

②错误的用力法。练习中如发现有以下的缺点时，请加以改正。

只有腹部鼓起：问题在于吸满气后，在吐气之前没有暂时停止呼吸就突然开始用力，或是把停止的气送进腹部，因此造成这种情形。

只有面颊鼓起：这也是停止呼吸的方法错误所造成的，与前项的情况相同。因吸、吐气间没有暂时停止呼吸，使气没有留在胸部，而跑到口中去了。

身体向上滑：用力时，双手用力过度会造成这种情形。有这种倾向，只要双手稍微向下移，减弱手腕的力量，即可改正此项缺点。

身体向下滑：与上面的情形相反，当双手用力往后推或手握的地方太低时，就容易发生这种情况。

总之，手握的地方太高就往下移，握的地方太低就往上移。如此反复调整，就能找到适当的位置。

背脊挺起：下腹部用力过度，或吸气时动用整个胸部想吸足气所造成的。

臀部浮起：背脊、臀部、双脚应处在同一平面上。如果重心过分放在双脚上，就会使臀部浮起。

用力无法持久：吸足气后没有暂时停止就马上用力，用力自然无法持久。

③用力的秘诀是，吸足气暂停几秒再开始用力。

（2）侧卧时用力的方法　侧卧时，身体下方的手肘轻轻弯曲，手掌放在脸旁。

双脚并拢，膝盖尽量弯曲，手抱住身体上方的大腿靠近臀部的地方，用双手抱也可。是侧卧时，在身体下方的手容易疲劳。

头部不可弯得太低，背脊也不可拱起至眼睛看得到肚脐的程度。

胸部先充分吸气，然后和仰卧的情形相同，暂停数秒后再用力。

此时，背脊要挺直、不可拱起，臀部向后突出般地出力。头部弯得太低或不抱住臀部而抱住膝盖，都是错误的用力法。

这种用力的姿势就好像排便时的姿势一样。任何人都能轻易做到。因此，当产妈妈采用仰卧的姿势无法有效地用力时，不妨先以侧卧的姿势做做看，等感觉较顺时，再换回仰卧的姿势做做看。

（3）仰卧时抱住双腿的用力法　举起双脚，双手从外侧抱住膝盖的内侧，双腿尽量靠近下腹部的两侧，并充分地张开。此时，大腿如果充分张开，与其说是双手抱住双腿，不如说是用双手将双腿抱起来。双手不可握在一起，而要各自握拳，双腿才能充分张开。

用力的同时，使下颏贴近胸口，双腿尽量张开。如果双腿没有充分张开，反而并拢在一起，或是吸足气后马上用力，只有腹部鼓起时，用力效果自然不佳。

原本应贴近胸口的下颌向上突出，或用力时支撑腿部的力量比抱住腿部的力量强，使得臀部下滑，如此都无法达到良好的效果。

（4）分别使用三种用力法　真正需要用力的分娩第 2 期，初产需 2 ~ 4 小时，经产约需 1 小时。这段时期，每 2 ~ 3 分钟宫缩 1 次，1 次收缩约持续 1 分钟。

为了轻松地度过这段收缩期，使胎儿早点生出来，在持续 1 分钟的收缩时间内，至少必须用力 3 次。这是由于一次的用力，如前所述，从吸气开始之后，有 15 ~ 20 秒的有效时间。

以 1 分钟收缩用力 3 次来计算，1 小时要用力 45 ~ 60 次，2 小时

90～120次，4小时180～240次。

因此，为了避免消耗无谓的体力，必须尽量达到用力的效果。方法正确时，可使4小时的分娩缩短成2小时。方法错误时，即使经过4小时，分娩也可能只进行到2小时的程度。

因此，在耗时的第2期，最好以"侧卧式"为主要的用力法，并可用左右交替的姿势来做。

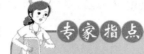

专家指点

当分娩进行顺利、开始消毒外阴部时，为了保护会阴，助产士会要求产妈妈改以"仰卧式"的用力法。如果以这种姿势无法有效用力时，可以利用仰卧抱起双脚的方法，没问题后，再换回放下双脚的"仰卧式"用力法。

 短促呼吸的运用

胎儿的头部露出外阴后不久，头部最宽的部分就会通过外阴，之后靠子宫收缩的力量就已足够，不需再用力。产妈妈一旦用力或发出声音，就会使胎儿头部受压迫，伸展变薄的会阴部（肛门与阴道之间）裂开。为了防止这种情形，并方便助产士工作，可利用短促呼吸取代用力。

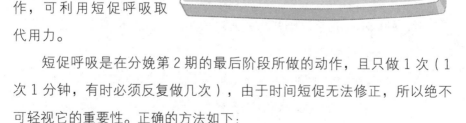

短促呼吸是在分娩第2期的最后阶段所做的动作，且只做1次（1次1分钟，有时必须反复做几次），由于时间短促无法修正，所以绝不可轻视它的重要性。正确的方法如下：

仰卧、膝盖弯曲、双腿充分张开、双手交叉握在胸前。

依平常的方式吸足气后，立刻快速地吐气再反射性的吸气、吐气……

反复做短促急速的呼吸。如同长跑后，自然而然地急促呼吸要能听得到"呼！呼！"狂乱急促的呼吸声。

如果中途感觉呼吸困难，是把"吐气→吸气"的顺序搞错了，而变成"吸气→吐气"所造成的。

吐气量与吸气量必须相等，否则会感觉呼吸困难，此时要立刻中断。短促呼吸时，吐气量多半多于吸气量，所以吸气时要大口大口地吸。

进入呼吸运动前的吸气，如果吸入的量比平常多，或以全身来做运动时，下半身容易摇晃，造成助产士工作上的不便。

分娩前，只要记住秘诀，就能快速学会短促呼吸的方法。最主要的是，记住它的呼吸量与平时相同，只是速度较快而已。

如果还不会的话，请捏住鼻子、张开嘴巴，暂停呼吸数秒后再吸气，然后以这种状态呼吸，再稍微加快速度即可。从怀孕第10个月初开始，最好每晚练习一次，等熟练之后再配合用力一起做，试着练习在用力的途中突然转做短促呼吸，直到配合良好为止。

 ## 各种辅助动作的运用

第1产程：以腹式呼吸为主，必要时再加上按摩、压迫法等。

从第1期结束开始，为缓和收缩刺激，可并用侧卧的方式轻轻用力。

第2产程：前半段以侧卧式用力法为主，至排临状态看得见胎儿的头部时，则以仰卧抱起双脚的用力方法为主。胎儿的头部出来后，再依助产士的指示，改做短促呼吸。

第3产程：后产（胎盘）娩出时，要遵照助产士的指示，轻轻地用力。

一定要坚持练习，在分娩时你会受益匪浅，否则，当躺在产床上时后悔就来不及了。请你相信，此秘诀一定会使你顺利、轻松地度过各产程中的最痛苦的时期。

丈夫陪伴分娩的意义

丈夫陪伴分娩是指产妈妈在分娩过程中由丈夫陪同，鼓励和协助妻子分娩。过去，为了预防发生感染，医院都不准许丈夫及家属进入分娩室，唯独把产妈妈一个人留在分娩室，此时产妈妈难免会产生一些紧张情绪。研究发现，当产妈妈精神过分紧张时，由于体内肾上腺素的分泌增加会使腹部阵痛加剧。

近年来，已证实了新生儿的感染与丈夫陪伴妻子分娩关系不大。所以，许多医院的产房大门开始向准爸爸敞开，陪伴妻子分娩的人也越来越多。

丈夫陪伴分娩，既能使妻子感到有安全感和心情的放松，又可让丈夫体会到妻子生孩子的艰辛与喜悦，是培养加深体贴和关心妻子的一个重要环节。事实表明，几乎所有陪伴妻子分娩的丈夫，当目睹妻子分娩的艰辛后都会感动万分，从而进一步增强了夫妻之间的感情，对孩子的父爱也会油然而生。

丈夫如决定陪伴分娩，应在产前参加医院举办的父亲学习班，了解产程的经过和规律，以便做到与医师和助产士密切配合。

丈夫进入分娩室，要遵守医院的规章制度，穿好隔离衣，严禁在房内随意走动，以免干扰其他产妈妈，既然决定陪伴分娩，就应给予妻子体贴、支持和帮助，加强夫妻间的对话交流。

妻子在分娩时的情绪变化，丈夫切莫认为是"太娇气"了。

丈夫如何陪伴分娩

在陪伴中尽量少和产妈妈说话，多利用触摸的技巧便可。尤其分娩进入活跃期，产妈妈常在两次宫缩间闭眼休息，等宫缩再次袭来时，产妈妈常惊醒，睁眼看到床边的丈夫陪伴往往会很快安下心来，当妻子每次出现阵痛时，丈夫应多触摸妻子的脸部、手部，并以握手方法给予妻子信心和力量。此时作为妻子一睁眼就已感觉到丈夫就在自己身边，增加了安全感。随着产程进展宫缩越来越强，产妈妈在强烈的阵痛袭击下，常常失去自我控制力，显得相当的以自我为中心，易怒，可能会拒绝被碰触等。产妈妈这些行为表现都是自然而正常的。丈夫应给予理解，除握住妻子的手外，还可给妻子拍拍肩膀，擦擦额头上的汗珠，按摩其下腹部或以温和、坚定的语气来指导她"呼、吸"或"用力"等。

陪伴妻子的丈夫如果缺乏对分娩正确的理解和认识，随着妻子产程的进展，可能会出现比产妈妈更焦虑、恐惧和急躁的表现。这种表现会使产妈妈更加不安，心理负担加重，反而影响了正常的分娩进展。如果是这样的丈夫最好暂时离开产房，由助产士陪伴更好。

丈夫陪伴妻子分娩算是一件"大难事"，但这是一生中妻子最需要丈夫的时候，再难也要好好表现自己。

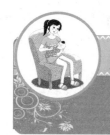

第三章
异常分娩

如果孕妈妈为了避免难产而要求剖宫产，不要忘记了剖宫产本身就是创伤性分娩方式，是一次腹部外科手术。是否需要剖宫产来避免可能的难产，应由医生决定，而不是由你或丈夫来决定，只有医生掌握剖宫产的手术指征。越是情况异常，越要相信医生，主动配合医生。

什么叫难产

难产即指除了阴道自然分娩之外的所有手术产，阴道手术产是指产程情况需要施产钳术、胎吸术或其他助产术协助分娩。

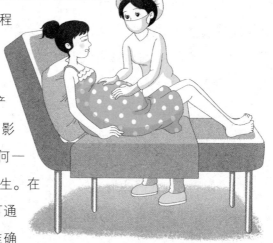

分娩的难易取决于产道、产力和胎儿3个因素，影响分娩的3个因素中，任何一个因素异常都会导致难产发生。在分娩时，产道因素的好坏可通过孕期检查、测量作出较准确的判断，胎儿大小、胎位等到妊娠晚期也可大致上作出判断，而产力到临产后才能表现出来，一般到临产后的一定时间才能判断其是否难产。

为了防止难产的发生，孕妈妈在分娩前就应在医生的帮助下选择合适的分娩方式。医生应当全面了解孕妈妈情况，如身高、体重、病史、妊娠史等，进行详细的全身检查和产科检查，如胎位、胎儿大小、骨盆大小等，然后综合各种因素作出选择。计划性剖宫产术要严格掌握其适应证。此外，应对一些有生育困难的孕妈妈特别关注，如多年不孕，年龄在 35 岁以上者，或有多次流产、早产史的孕妈妈等。

初产妈妈有异常胎位，剖宫产较为安全，尤其是臀位、横位者。头位难产给予催产素静脉点滴可加强产力，希望能协助胎头旋转，必要时需改行剖宫产分娩。胎头位置异常难以预测，产程进行到一定阶段才表现，但 80％以上阴道分娩成功，不能因此放弃阴道分娩。

如自阴道分娩，应密切地注意产程进展及胎儿状态，一旦发生异常立即进行必要检查，早期发现，早期处理，可有效地避免和减少难产的发生。

什么叫臀位分娩

胎位异常是造成难产的因素之一。胎位异常有很多种，如持续枕后位或枕横位、臀先露、面先露、肩先露、复合先露等，其中臀先露最为常见。臀位有各种各样的形式，如全臀位、单臀位、膝位、不全足位、全足位。

臀位分娩对于孕妈妈及胎儿来说，容易造成胎膜早破或继发性宫缩乏力，使产后出血与产褥感染的概率增多，还可造成宫颈撕裂甚至延及子宫下段。对于胎儿其最大的危险是脐带脱出或受压，可致使胎儿窘迫甚至死亡。胎头最后娩出，而且分娩时间延长，胎儿缺氧极为常见。

温馨提示

确诊为臀位后，如有可能是自然分娩的，可用臀位牵引术，将后出胎头牵出。还可施行剖宫产分娩，其适应证为：胎儿的位置非常不正、脐带脱出、胎儿的头部与骨盆不适合、高龄初产妈妈、有并发症、子宫口未开时发生破膜等情况。

双胎、多胎分娩该怎么办

一次妊娠同时有两个胎儿时称双胎妊娠，一次妊娠同时有两个以上胎儿时称多胎妊娠。

双胎、多胎妊娠时早产发生率和围生儿死亡率增高，孕妈妈并发症增高，属于高危妊娠的范围。双胎、多胎分娩，子宫肌拉长更明显，宫缩乏力或分娩弛缓出血发生率高。

双胎、多胎分娩必须在医疗设备齐全的医院里进行，此类分娩多数能经阴道分娩。在分娩时应严密观察产程，监测胎心、胎位变化，做输液、输血、抢救新生儿的准备。注意产程中出现宫缩乏力的可能。预防产后大出血很重要，应产后沙袋压腹，并以腹带紧裹腹部，以防腹压骤降引起休克。

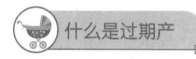

什么是过期产

胎龄满 42 足周或以上（≥ 294 天）出生的新生儿称为过期产儿，又称过熟儿。

过期产的原因，至今尚未十分明确，经调查可能与以下因素有关：遗传因素和个人体质，宫缩乏力，胎位异常，胎儿畸形，妊娠末期黄体酮过多，雌激素过少，孕妈妈活动过少，营养条件过度，维生素 E 过多等。

发生过期产，在核实诊断后，应参照胎盘功能及宫颈成熟度来决定如何处理。若单纯为过期妊娠，胎盘功能正常，无内科并发症或产科并发症，过期产儿预后良好，一般不主张常规引产，但分娩时易发生难产。过期妊娠时不一定有胎儿缺氧，而且常规引产对新生儿患病率并无改善，并发症多，剖宫产率高。若胎盘功能不足，患病率及死亡率均高，必要时应及时终止妊娠，防止发生胎盘功能不足而导致危险。核对孕周及预产期，确系过期，给予人工破膜或继以催产素静脉滴注引产，并注意胎儿监护，如胎儿缺氧改行剖宫产术引产。预产期不确定时，每周随访2次，胎盘功能良好者，可等待自然临产；胎盘功能减退者，根据减退程度决定剖宫产或引产。

娩出前做好抢救窒息的准备，娩出后及时清理气道，必要时气管插管及加压给氧。如有羊水、胎粪吸入，可出现严重呼吸系统症状或缺氧性颅内出血，应及时给氧。同时，应纠正酸中毒，给予抗生素预防感染，补充能量以防低血糖。

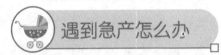

遇到急产怎么办

急产多见于经产妈妈。一般情况下，当产道无阻力，子宫的收缩力正常且较强时，可使胎先露迅速下降，临产时间较一般显著的缩短。如总产程不足3小时，称为急产。如果在生产时现场没有医生和助产人员时，应按下列方法处理：

①让产妈妈平卧在干净的卧具上，采取胸式浅呼吸，以减轻阵痛。

②当胎儿的头、肩部露出时，用双手轻轻托住，使其慢慢分娩出。

③胎儿落地一定啼哭，如不啼哭，多因嘴里有羊水，应当吸出。

④如果婴儿没有呼吸，应做口对口的人工呼吸。

⑤待脐带不搏动时，在距婴儿腹部数厘米处用消毒线结扎。最好等医生来切断脐带，如医生不可能来时，可用刮脸刀或剪子用酒精或火消毒后，切断脐带。

注意事项：

①脐带结扎时，应用消毒过的线在脐带靠近婴儿肚脐的根部，先绕一圈扎紧，打两个死扣，再绕一圈再打死结。还要在靠近母亲这边距第一道结扎线3厘米的地方，再用线结扎一道，打好死扣。在两道结扎结

的中间把脐带切断，并用消毒布包扎脐带断头。

②胎盘多在 15～30 分钟内娩出，若长时间仍未娩出，应立即到医院就诊。

③处理分娩要做到无菌操作。为防止新生儿得破伤风，仍需要立即请医生注射破伤风抗毒素。

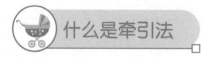

什么是牵引法

儿体牵引法，可使用产钳，也可使用胎头吸引器，也有用医师的手牵引娩出的。

任何原因的阵痛减弱，分娩进展不良时，或即便有阵痛，因胎头过大难以娩出时，胎儿宫内窘迫或者产妈妈软产道狭窄等，均可使用这些方法。

产钳分娩，是把一个叫作产钳的金属性器具，从阴道口放入，挟住胎头的牵引方法。

吸引分娩法，是用一个叫作真空吸着娩出器的器具进行的，是用吸角代替产钳，吸住胎头牵引娩出的方法。

吸角又叫作吸杯，把它放在胎头上，用吸气泵把吸杯内侧的空气吸出成为真空，就能吸住胎头了。再从这个吸杯处用绳子加以牵引。

这些儿体牵引法，容易引起胎儿的脑障碍，因而很多人认为做剖宫比较安全，其实并非如此。

如果分娩第 2 期延长，则压迫婴儿脑的时间必然过长，氧供给不足，易留下脑障碍。为了能够避免这样的危险而使用儿体牵引法，以使婴儿尽快一点娩出。再者，使用儿体牵引法，是在胎头已下降到骨盆出口处的情况下。此时已不能再做剖宫产了，并且也必然是在医师判断产妈妈完全可以自己分娩不必剖宫的情况下才进行的。胎头已至骨盆口而迟迟不再娩出，不得已吧！

除此之外，还有医师用手牵引的方法。大多是胎儿臀位的时候，医师用两手抓住胎儿的臀部将其拉出。

总之，从胎头娩出的瞬间开始，母体就舒服起来了。

什么情况需要会阴切开术

在分娩过程中，胎头一下降到产道，会阴部和外阴部被极度拉长，组织和皮肤都感到针刺般的疼痛，这在露头的时候最为显著，也有造成撕裂的。这个裂伤一般是从阴道口向肛门的方向纵行撕裂，也有左右斜向撕裂的。特别严重者，也有使肛门括约肌撕裂的例子。

这样严重的撕裂，有波及到阴道和子宫的可能性，所以医师和助产士在产妈妈分娩时必须对会阴部加以保护。

保护会阴的方法，就是使母体腹压一点一点地增加。不要急速地，而是一点一点地娩出，尽可能防止会阴部急剧拉长。

再者，可先切开这个部位，使之较容易地把婴儿娩出。这就是会阴切开术。这个手术使得分娩变得容易些。且刀口是完全可以治愈的。为此，最近在分娩时几乎都施行会阴切开术。手术在分娩进展到会阴部针刺样牵拉痛时进行，但事先要给予局部麻醉，所以不会感到疼痛。分娩后将此处缝合。如果顺利的话，4～5天后就可以拆线。

缝合后为了不使之化脓感染，请注意决不能用手指去触摸。另外，如过早地站起来，也有再次裂开的可能。所以卧床时间必须要比一般分娩更加长一些。

拆线之后就不需那么担心了。经常有人注意到下次生孩子的时候要不要再切开的问题。可以这样说，因为初次分娩时产道曾扩张过，下一次分娩就容易得多了。

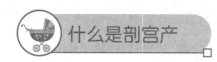
什么是剖宫产

剖宫产是一种经腹部切开子宫取出胎儿的手术，应用得及时得当可起到挽救母子生命的作用。

（1）剖宫产的适应证　一般用于解决各种难产及妊娠分娩过程中的并发症。不过若不能正确掌握此种手术的使用标准，不仅达不到预期目的，还可能造成不良后果。不管怎样，医生在决定是否采用剖宫产时，是有具体标准的，大致有以下几种情况：

①产妈妈方面。产道异常，如骨盆狭小、畸形、骨盆与胎儿头围大小不符；先兆子宫破裂；重度妊娠并发症，如并发心脏病、糖尿病、慢性肾炎等，妊娠高血压综合征；临产前子宫收缩无力，经用催产素无效者；产前发生严重大出血，如前置胎盘，胎盘早期剥离等；产程过长（超过30个小时）；高龄初产妈妈（大于35岁）；产妈妈患有急性疱疹或阴道性病者。

②胎儿方面。胎位异常，如横位、臀位，尤其是胎足先入盆，持续性枕后位等；产程停止，胎儿从阴道娩出困难；胎儿尚未分娩，而胎盘提早剥离，或脐带先行由阴道脱出者；胎儿宫内窘迫、缺氧，经治疗无效者；其他不宜自然生产者。

（2）剖宫产的优缺点　目前，世界各地剖宫产率都有升高的趋势，这和医疗技术水平的提高有关系，同时也和各种社会心理因素有关。但是，奉劝各位孕妈妈及其家人，千万不要以为剖宫产是人类生产的捷径，它只是万不得已的情况下而采用的助产手段。因为它在带来一定帮助的同时，也存在一定程度的危害。下面从母婴两个方面进行利弊分析：

①产妈妈方面。对于有剖宫产适应证的孕妈妈，剖宫产不但能使其少受痛苦，而且还能避免其生命受到威胁。

但是剖宫产带来的负面作用也很多。首先，较正常分娩的孕妈妈来说，出血较多，术后恢复也较慢，产后乳汁分泌也会减少。其次，术后可能引发泌尿、心血管和呼吸系统的综合征，也可能引发子宫等生殖器的多种病变，如子宫切口愈合不良、子宫内膜异位等。最后，对于再次分娩也会有不利的影响。

②胎儿方面。在危急情况下，剖宫产确实是挽救胎儿生命的有效手段。在当代，由于手术及麻醉技术的进展，输血安全性的提高，抗生素的发展和应用，大大提高了剖宫产手术的安全系数，是帮助胎儿安全降生的好方法。

但是，剖宫产还会对新生儿有很多不利之处。首先，有研究表明，自然分娩的胎儿其IgG与母体水平相当，而剖宫产的新生儿脐血中缺乏IgG。IgG是人体血清中主要的免疫球蛋白，也是母体通过胎盘传给新生儿的唯一抗体。经剖宫产的新生儿缺乏IgG，机体抵抗能力必然下降，这就增加了患病的概率。

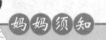
妈妈须知

　　剖宫产的新生儿易发生呼吸窘迫综合征。因为胎儿在母体中时，肺中有一定的羊水存在。经阴道分娩，有挤压作用，能使羊水被排出呼吸道。对于剖宫产，胎儿在数秒之内即被取出，胎体得不到挤压，故羊水仍滞留在肺和呼吸道中。此时易引发新生儿的呼吸不畅，甚至更严重的后果。

孕妈妈尽量不要选用剖宫产

　　选择什么样的方式分娩，已成为孕妈妈热切关心的问题。近年来随着剖宫产率的提高，医学专家对剖宫产的安全性提出了种种质疑。为此，医疗机构采取了一些措施，努力控制剖宫产率，但结果并不乐观，剖宫产率仍在悄然上升。

一些女性认为剖宫产会使宝宝聪明，妈妈会保持苗条的体形，产后性生活质量不受影响等，这是没有根据的。研究证明，剖宫产的婴儿在运动协调能力方面不如自然分娩的婴儿，易患新生儿肺炎；剖宫产的孕妈妈产后复原的过程要比自然分娩的更慢，更伤元气。

如果孕妈妈为了避免难产而要求剖宫产，不要忘记了剖宫产本身就是创伤性分娩方式，是一次腹部外科手术。是否需要剖宫产来避免可能的难产，应由医生决定，而不是由你或丈夫来决定，只有医生掌握剖宫产的手术指征。

如果孕妈妈为了避免分娩的疼痛而选择剖宫产，那是最不划算的，手术麻醉过后，刀口开始疼痛，大多需要注射杜冷丁等药物来止痛，还有很多术后带来的不便。剖宫产是一次创伤性手术，存在一定的风险系数，如可能发生麻醉意外、感染、肠粘连等。顺娩后48小时就可带着宝宝安全出院，剖宫产要在医院至少住一周左右。

孕妈妈在选择剖宫产以前，应明确知道：

①现有的资料表明，剖宫产与自然阴道产相比，前者死亡率增加3倍。

②剖宫产术后并发症是自然分娩的2～3倍。

③剖宫产儿未经阴道挤压，肺炎的发生率高于自然分娩儿。

④剖宫产儿发生运动不协调的概率高于自然分娩儿。

⑤中枢神经系统抑制、喂养困难、机械通气等现象，在选择剖宫产中更常见。

⑥应最大限度地减少分娩时的医疗干预。

⑦自然分娩是人类繁衍的自然生理过程，是目前人类生育最合适、最安全的方式。

剖宫产注意事项

（1）签手术同意书　无论因哪种情况进行剖宫产，医生和护士都会告诉你应该注意什么，也会向你的丈夫（如果你的丈夫不在身边，会由你选择一位亲属或你最信赖的朋友）交代手术的相关问题，会让你的丈夫在手术协议上签字。

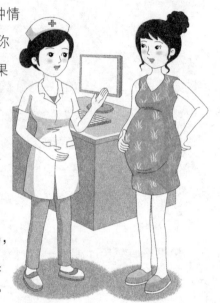

（2）出现临产先兆，立即去医院　如果你是预知要进行剖宫产的孕妈妈，当阵痛发生时，应立即到医院。如果胎儿已经进入产道，就很难再行剖宫产了。经产妈妈尤其要注意这一点。

（3）术前禁食　术前应该禁食，一般要在术前6～8小时禁食。如果决定第2天早晨剖宫产，就不要吃早餐了。如果决定午后剖宫产，午餐就不要吃了。

（4）克服刀口痛，母乳喂养　剖宫产后不能马上喂母乳，也不能让宝宝出生后趴在妈妈的怀里。当医生允许你喂母乳时，一定要克服手术刀口的疼痛，给宝宝哺乳。这时你可能还没有多少乳汁，不要紧，宝宝越吸吮，乳汁分泌会越多。

（5）术后早活动　剖宫产后，医生会鼓励你早活动，通常情况下术后24小时就可在床边走动。有排气后就可进食了。

（6）仍需做盆底肌锻炼　因为胎儿没有经过产道，就认为骨盆底肌肉和韧带不会松弛，所以不需要做骨盆底肌肉和韧带的产后锻炼，这种看法是错误的，产妈妈仍然需要锻炼。

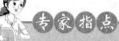

剖宫产后避孕很重要。如果你还准备生宝宝，要比自然分娩等待更长的时间，最好距本次剖宫产1年以上。如果希望下次自然分娩，则最好等2年后再怀孕。一旦意外怀孕，人工流产对身体危害极大。剖宫产至少要过去半年，意外怀孕做人流才是安全的。因此，实行剖宫产的孕妈妈产后避孕，是极其严肃的一件事情。

剖宫产术后家属应怎样看护

产妈妈在剖宫产术后的5～7天内，许多家属往往感到束手无策，不知怎样做才能照顾好产妈妈，因此家属应先了解相关知识，做好心理和物质上的准备：

（1）在饮食方面　术后6个小时内，因麻醉药的药效还没完全消除，全身反应低下，要避免呛咳和呕吐，故应暂时禁食。若产妈妈确实感到口渴，可间隔一段时间喂半汤匙水，术后6小时可进食流质，如鸡、鸭、鱼、骨头汤等（汤上面的油难消化，应去掉）。肠道未排气以前一般不吃易产气的饮料如牛奶、糖水等，避免肠胀气，饮橙汁和多活动可促进排气。肠道排气后1～2天内，进食半流质食物，如蒸蛋羹、稀饭、面条等。一般术后第3～4天，即可过渡到普通饮食。术后产妈妈因伤口疼痛、虚弱、用药等原因出现食欲较差，故饮食上宜营养、清淡、易消化、少量多餐。

（2）心理上安慰　产后妇女将其身体和心理上变化都反应在可以观察的行为与态度上。产妈妈在产后住院期间的行为与态度可分为3个时期：

①依赖期。分娩后的前3天，产妈妈表现出十分依赖的特性，显得很疲倦，睡眠多，喜欢谈过去的事情，尤其关于分娩过程的各项细节，

其注意力只集中在自己身上，并且希望家人能够满足她的需求。经常性抱怨，也是比较多的心理变化之一，情绪波动较大。

②依赖独立期。时间是自产后第3~10天，在这段时间，产妈妈显得活跃，可能会有睡眠不足的现象，对眼前的事较为关注，并且开始注意周围的人际关系，包括家人、朋友，显出独立的个性，并且主动地参与活动，做起事情也较有条理，注意力集中于母亲职责的学习以及自己身体功能的恢复，同时在情绪上可能会出现焦虑，不平静和不耐烦。

③独立期。为产后2周至1个月。在这一时期，产妈妈和她的家庭逐渐成为一个系统，形成新的生活环境。同时产妈妈及其丈夫往往会承受许多压力，如哺育孩子、承担家务等，此外还容易处于维持夫妻关系中各自扮演角色的矛盾中。这些压力常常致使产妈妈出现产后忧郁症，包括时常伤心哭泣、疲倦、健忘、注意力无法集中。焦虑、易怒、暴躁、心情不平静和无法忍受挫折等。作为丈夫及家人应该从语言和行动上用积极的心理暗示和产妈妈交流，帮助她度过一生中最为艰难而重要的时期。

（3）术后疼痛的处理　术后24小时的疼痛是难免的，家属应给予产妈妈更多的安慰、交谈，如多谈论婴儿情况等，尽量分散她的注意力，不使其注意力集中在伤口疼痛的感受上，其疼痛难忍时可考虑使用静脉镇痛泵。产后部分产妈妈可有子宫收缩阵痛，2~3天自然会消失。

（4）早期活动　术后6小时，即可在床上左右活动或翻身，术后24小时即可试着下床活动，活动量由小到大至恢复正常。通常第1次下床会有两眼发黑或眼冒金星等症状，这是由于较长时间的卧床后在突然下床站立时所引起的体位性低血压所致，应特别注意。在病情允许情况下，应鼓励、督促产妈妈早下床、多活动，使得身体各部位松弛，减少疲倦并恢复体力。

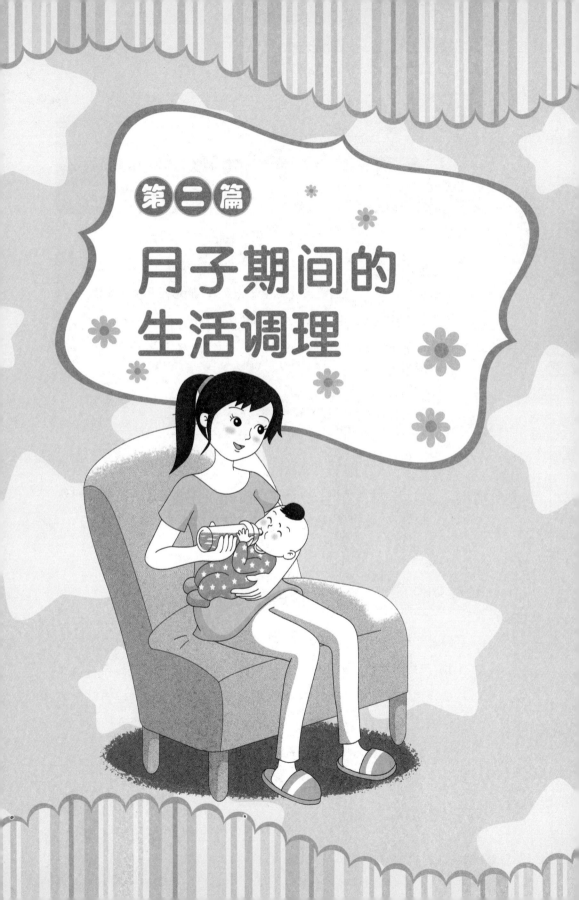

第二篇

月子期间的
生活调理

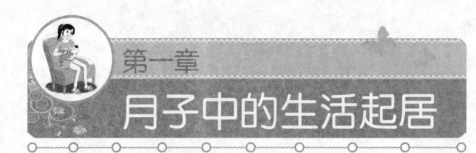

第一章
月子中的生活起居

经过分娩的过程，产妈妈消耗了大量的体力和精力。因此，当婴儿出生后，母亲就会大松一口气，紧接着疲劳就会袭来，很想痛痛快快地睡一觉。但医生主张，产后不宜立即熟睡，应先闭目养神，闭目数小时后就可熟睡，此时周围环境应保持安静。此时，家人应悉心护理和照顾产妈妈。

新妈妈产后两小时要留在产房内观察

产妈妈分娩后两小时内，要留在产房内观察。医生要观察产妈妈阴道流血情况、子宫收缩情况，以及血压、心率和其他情况，鼓励产妈妈及时小便，帮助产妈妈进行母婴皮肤接触，产后30分钟内开奶。

如何度过产后的前3天

产妈妈在产后的头几天还有以下几方面需要注意：

（1）产后尽早自解大小便　产后4小时以后应鼓励产妈妈自解大小便。由于分娩使尿道和肛门括约肌受压，外阴水肿，会阴侧切伤口疼痛或痔疮疼痛，不习惯在床上使用便盆等，会影响以往的大小便习惯，但应该尽量克服尽早自解大小便。若产后两三天仍未解大便，可适当使用开塞露，但应注意不能依赖药物。多喝水，多吃蔬菜水果，下床活动均有助于大便畅通。

（2）产后两天的饮食　产后由于胃肠蠕动减慢，胃酸分泌减少，所以产妈妈的食欲和消化功能均较差。产后当天宜进食易消化的半流质食物，如面条汤、面片汤、粥等，第2天再正常饮食。剖宫产的产妈妈则应听从医生安排多吃几天流质或半流质食物。

（3）早下奶　在医院里都是母婴同室，这样有利于母乳喂养。孩子生后即可与母亲早接触、早吸吮，使母亲早下奶，让孩子能够吃到珍贵的初乳。为了早下奶，产妈妈应让孩子多吸吮乳汁刺激其分泌。

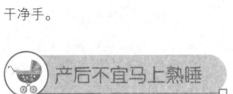

（4）注意个人卫生　在医院会有医护人员帮助产妈妈用消毒药水清洗外阴，所以一般产妈妈需要做的就是每天刷牙洗脸、勤换内衣、内裤，饭前便后哺乳前要洗干净手。

产后不宜马上熟睡

经过分娩的过程，产妈妈消耗了大量的体力和精力。因此，当婴儿出生后，母亲就会大松一口气，紧接着疲劳就会袭来，很想痛痛快快地睡一觉。

但医生主张，产后不宜立即熟睡，应先闭目养神，半坐卧，用手掌从上腹部向脐部按揉，在脐部停留，旋转按揉片刻，再按揉小腹，时间比脐部稍长。如此反复十余次，可有利于恶露下行，避免或减轻产后腹痛和产后出血，帮助子宫尽快恢复。闭目数小时后就可熟睡，此时周围环境应保持安静。家人应悉心护理和照顾产妈妈。

月子期间要养成哪些卫生习惯

每天要用温开水冲洗外阴。产后 1 周后，可以用温开水坐浴，坐浴的盆要专用。如能用 1:5000 高锰酸钾溶液（高锰酸钾 1 克配以 5000 毫升温开水）坐浴则更好。每天 1~2 次，每次 15 分钟。

产后两三天就可以洗温热水澡，有条件的可洗淋浴，绝不可用盆浴，避免污水进入阴道感染致病。冬天如室温不够，隔两三天可用温热水擦一次身，夏天则每天要洗。每次洗澡后，要更换内衣内裤。头发要常洗，保护头发清洁；梳头发可以促进血液循环，使头发长得更好。

 ### 妈妈须知

口腔是消化道的大门。为防止"病从口入"，口腔卫生十分重要。尤其是产妈妈在"坐月子"期间，吃的东西多，又吃得好，如果不刷牙漱口，口腔内留有食物碎渣，容易使细菌繁殖，不但会引起口腔疾病，而且对全身健康也有影响。为了保持口腔清洁卫生，每天早晚都要刷一次牙，每次饭后都要用清水漱口。如果能做到每天早、午、晚都刷牙，就更好了。

剖宫产的产妈妈应参加哪些锻炼

剖宫产的产妈妈应参加适当的锻炼，并与自然分娩的产妈妈相比应有所不同。

剖宫产的产妈妈在卧床休息后，如果没有任何合并症可在拔掉尿管、排气之后开始做呼吸运动和四肢运动，如胸式呼吸，上肢的扩胸、开合、张开等。另外，在他人帮助下多翻身，最好 4 小时左右 1 次，以防止术后肠粘连。

正常进食后可下床活动，并且开始做腹式呼吸练习，收缩肛门、憋尿等骨盆底肌及提肛门锻炼，在床上做一些仰卧举腿、屈膝、踏车式等活动，千万不要做强烈收缩腹肌、拉伸腹部的动作。

5～7天拆线后如果没有感染，体温正常，伤口无明显疼痛时，可开始做些肢体锻炼，如仰卧抬头、收鼓腹部。锻炼时用腹带保护。

 ## 剖宫产后的注意事项

剖宫产是指经腹壁切开子宫将婴儿取出。剖腹产与正常分娩相比，产妈妈机体发生了明显变化：子宫受到创伤，影响了子宫的正常收缩；手术中失血，使血中催产素含量降低，影响了子宫复旧；术后禁食，体虚、活动少，致使子宫入盆延迟，恶露持续时间延长，产妈妈精神疲惫。脑垂体分泌催乳素不足，影响乳汁的正常分泌等。由此可见，剖宫产后确须加强护理。

（1）不宜平卧　手术后麻醉药作用消失，产妈妈伤口感到疼痛，而平卧位时子宫收缩的疼痛最敏感，故此时应采取侧卧位，使身体和床呈20～30°角，将被子或毛毯垫在背后，以减轻身体移动时对切口的震动和牵拉痛。

（2）不宜静卧　术后知觉恢复后就应该进行肢体活动，24小时后应该练习翻身、坐起，并下床慢慢活动，这样能增强胃肠蠕动，尽早排气，还可预防肠粘连及血栓形成而引起其他部位的栓塞。

（3）不宜过饱　剖宫手术时肠道不免要受到刺激，胃肠道正常功能被抑制，肠蠕动相对减慢。如多食会使肠内代谢物增多，在肠道滞留时间延长，这不仅可造成便秘，而且产气增多，腹压增高，不利于康复。所以，术后6小时内应禁食，以后逐步增加食量。

（4）少食鱼类　据研究，鱼类含一种有机酸物质，它有抑制血小板凝集的作用，不利于手术后的止血及伤口的愈合。

（5）及时排便　剖腹产后，由于疼痛致使腹部不敢用力，大小便不能及时排泄，易造成尿潴留和大便秘结，故术后产妈妈应按平时习惯及时大小便。

（6）严防感冒　感冒咳嗽可影响伤口愈口，剧咳甚至可造成切口撕裂。已患感冒的产妈妈应及时服用药物治疗。

另外，要确保腹部切口及会阴部清洁，发痒时不要搔抓，更不要用不洁净的物品擦洗。

 ## 月子期间应该怎样安排衣着

有些产妈妈怕产后发胖体型改变，故穿衣以紧为主，有的穿牛仔裤，有的束胸，这些装束都不利于血液流畅，且压迫乳房易患乳腺炎。衣着应略宽大，贴身衣服以布衣为好，腹部可适当用布裹紧，以防腹壁松弛下垂，且有利于子宫复原。

产后因抵抗力有所下降，衣着应根据季节变化注意增减。天热不一定要穿长袖衣、长裤、头包毛巾。不要怕暴露肢体，如觉肢体怕风，可穿长袖衣，但夏季应注意防止生痱子或引起中暑。特别是内衣更要常换。内裤在产后10天内最好一天两换，上内衣也要两天一换，以保持卫生，防止感染。

以布鞋为佳，勿穿硬底鞋，更不要穿高跟皮鞋，以防产后足底、足跟痛或下腹酸痛。此外，产后不要赤脚，赤脚会受凉，对身体不利。

 ## 产妈妈需要"捂月子"吗

产妈妈分娩后，新陈代谢旺盛，出汗多，又有乳汁的分泌，恶露的排出，如果产妈妈再关门闭窗，那么屋子里各种气味混合在一起，会产生十分难闻的酸臭味。产妈妈在这种环境中，很容易发生产褥感染，影响身体健康。另外如果在夏天穿着厚衣帽，就会使体内排热发生障碍，直接损害体温调节中枢而发生高热，引起产妈妈中暑。持续的高热，能使大脑中枢发生严重的损害，如不及时治疗，可以导致产妈妈中暑死亡。

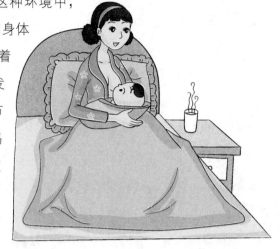

　　产妈妈坐月子一定不要捂着，居室要适当通风换气，夏季衣着、被褥不宜过厚，以免影响散热。那种"捂月子"的说法是没有科学根据的。

月子期间为何要避风寒

　　由于产妈妈"产后真元大损，气血两虚"，稍有不慎，就会引起疾病。产后受风寒湿气侵袭，很容易患偏头痛、腰痛、腿痛等毛病。这是因为产妈妈皮肤的汗腺口开得很大，冷风寒气很容易乘虚而入，直接引起神经性疼痛。或者是由于受凉后，体温下降，血管收缩，影响了正常的血液供给，引起循环障碍所致。

温馨提示

　　为避免产妈妈伤风感冒，产妈妈应避开风口，穿着应舒适、柔软，注意保暖，门窗要关好，但仍要注意整个屋子的通风透光，以保持空气清新。月子期间不要用冷水洗刷东西，更不能去洗冷水澡。

坐月子如何防暑

坐月子防暑的方法有：

①产妈妈居住的房间要注意通风，打开门窗，挂上竹帘，将床铺放在室内避风的地方，不要让对流的风吹着产妈妈。

②每天用温热水擦洗全身，有条件的可以进行淋浴，保持清洁，使汗腺通畅。既易于散发体内的热量，又能预防生痱子。同时要经常洗头，洗完后用毛巾尽量将头发擦干。

③衣着要适宜，并应宽大些，以利通风，此外，还应勤换衣服。

④要吃适于消暑的饮食。产妈妈出汗多，应该多喝些绿豆汤，多吃些西红柿、青菜等。最好多吃些西瓜和水果消暑，不要盲目地忌口。

⑤产妈妈要有足够的睡眠，适当地休息，以减少体力消耗，增强适应外界环境的能力。

月子里可以梳头吗

一些产妈妈在月子中从不梳头，认为梳头会招风，老了会头痛。其实分娩后，汗腺分泌旺盛，如果不梳洗头发，时间长了蓬头垢面，气味难闻，很不卫生。经常梳头，既能保持头发清洁，又能加速血液循环，供应营养，达到防止脱发的目的。若头发过长，黏结难理，宜缓慢梳理，不扯痛头皮为宜。

最好于产前将头发剪短，便于产后梳理。为了防止脱发，也可采用按摩头皮的方法：用十指揉搓头皮，从前额经头顶到后枕部，也可用十指尖像梳子一样梳理头皮，以改善头皮血液循环，增加毛囊的营养供应，促进新发生长。

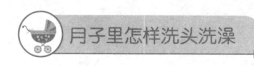

月子里怎样洗头洗澡

女性产后汗腺十分活跃，容易大量出汗，乳房膨胀并淌奶水，下身有恶露，全身发黏，几种气味混在一起，身上的卫生状况极差，容易生病，这就要求产妈妈比平常更要注意卫生。事实上，产后完全可以洗澡、洗头、洗脚。只有及时洗，才可使身上清洁并促进全身血液循环，加速新陈代谢。保持汗腺孔通畅，有利于体内产物代谢，并由汗液排出，恢复体力，解除肌肉和神经的疲劳。

但是，产后洗澡要注意一些事项。一般产后1周方可洗澡、洗头，但不能盆浴，以免洗澡用过的脏水倒灌进入生殖道而引起感染。洗澡时水温最好保持在45℃左右。浴后要立即擦干身体，穿好衣服，防止受凉。

 ## 产妈妈月子里能看电视吗

产妈妈看电视时，应注意以下几个问题。

（1）要和电视机保持一定距离　看电视时，眼睛和电视屏幕的距离应该是电视机屏幕对角线的5倍。

（2）适当控制看电视的时间　观看电视时间不可过长，一般最好不超过1小时，否则，眼睛容易疲劳，看电视过程中，可以适当闭上眼睛休息一会或站起来走动一下，以消除眼睛的疲劳。

（3）高度适中　电视机放的高度要合适，一般坐在沙发上观看稍抬起头即可，过高过低都会使颈椎受累，让人容易疲劳。

 ## 月子里可以读书看报吗

产妈妈分娩后，体内所发生的各种改变都会恢复到妊娠以前的状态。

如果妊娠期间没有发生妊高症，血压是正常的，眼底没有改变，周身又没有其他疾病的话，产后完全休息好之后，读书看报是可以的。

产后最初几天，最好是半坐起来，在很舒适的位置看报或读书，不要躺着或侧卧位阅读，以免影响视力；阅览时间不应太长，以免造成视力疲劳；光线不要太强，以免刺眼，也不应太暗，亮度要适中，产后不要看惊险或带有刺激性的书籍，以免造成精神紧张；看书也不能看得很晚，以免影响睡眠，睡眠不足会使乳汁分泌量减少，应加以注意。

 ## 月子里宜采用哪种睡卧姿势

产妈妈及其家属，特别是有老人侍候月子时，都喜欢将婴儿放在产妈妈身边，睡在同一个被窝里，以方便产妈妈哺乳。

实际上这种方式是不妥当的。一方面，产妈妈睡卧总是采取一种姿势，活动时总担心会压着孩子或者弄醒孩子，这样产妈妈睡觉时总是很紧张，影响休息；另一方面也不利于婴儿的清洁卫生。所以，不要让婴儿和产妈妈同睡在一个被窝里。可以将婴儿放在婴儿床上或放到产妈妈的床边，这样产妈妈睡卧时可以采取自由舒适的姿势。但最好不要平卧，或者平卧时间不要太长，以免产生子宫后倾或产后腰痛。可以采取侧卧、俯卧等，这些姿势不但可以纠正子宫后倾，还有利于恶露的排出。哺乳时，用肘关节支撑的时间不宜过长，以免引起关节痛。

 ## 为什么产妈妈不宜躺着哺乳

晚上母亲躺在被窝里喂奶，往往睡意朦胧，喂着喂着就进入了梦乡，这样很可能发生婴儿窒息的事故。

①喂奶后婴儿出现回奶或呕吐，由于母亲的奶头堵住了嘴巴，奶汁或胃内容物难以吐出，倒流入气管，引起窒息。

②母亲熟睡时，无意中翻身将乳房压住含着奶头正在吸吮的婴儿的口鼻，由于婴儿无力反抗，可能会活活被压迫窒息而死，等母亲一觉醒来，已无法挽救。

因此，晚上给婴儿喂奶的方式要和白天一样，坐起来抱着喂。宝宝最好睡自己的小被窝，单独睡小床更好，而不要与母亲同睡在一个被窝里。

 ## 月子里为何不宜过早劳动

产妈妈分娩时，胎儿通过产道使骨盆底部的肌肉筋膜被牵拉而极度伸张，并向两侧分离，甚至发生断裂，这样就使整个骨盆底和外阴部与妊娠前相比，不但松弛，而且张力也较差。这些变化都要在月子期间逐渐恢复。

一般在产后6周左右，盆底组织基本恢复正常，没有完全恢复的，于6周后也会再进一步改善，而且那时全身各器官及各个系统的妊娠期间的变化，也都基本恢复正常，所以一般在产后8周就可以恢复正常工作。在接受难产或剖宫产手术的产妈妈，时间应当适当延长，于产后10周左右可以恢复正常劳动，从事重体力劳动者应再适当延长。以上是按产后身体恢复情况而言。目前我国为照顾优生、优育及独生子女，产后给予休假3个月或更长的时间。

产后多长时间可以过性生活

产后什么时候可以过性生活？应当在产后定期检查时，得到医生准许后再开始。合适的时间应该是产后2个月以后。需要等待这么一段时间的理由是：女性生殖器官大约需要8周左右的时间才能恢复正常。分娩时被撑开了的阴道黏膜变得非常薄，容易受伤，需要恢复。如果在子宫颈口尚未完全关闭之前性交，细菌就会通过子宫颈口侵入子宫，再经未修复好的胎盘附着面侵入人体，从而导致生殖器官炎症。由于侵入细菌的种类、数量、毒力和产妈妈抵抗力的不同，发生炎症的范围和程度也不同。病情由轻到重的顺序是：子宫内膜炎、子宫肌炎、急性盆腔结缔组织炎、急性输卵管炎、急性腹膜炎及败血症等。如未能及时治疗，可以危及生命。

因此，从妊娠后期到分娩后的月子期间这段时间里，夫妇要互相体谅、合作，并应充分了解不应有性生活的原因。等女方身体完全恢复后，再开始性生活。如果产后已经发生产褥感染，或由于难产或剖宫产而恢复较慢，则应当延长到疾病痊愈，身体完全恢复后，方可过性生活。

产后由于卵巢激素的作用尚不够充分，阴道黏膜的柔润度和弹性都差一些，所以性交时体位要合适，动作要轻，以免发生损伤。此外，当然还应当注意避孕。

 ## 产后多长时间可以放置宫内节育器

放置宫内节育器是一种长效、稳定的避孕措施，避孕效果好，不良反应少，在我国使用宫内节育器避孕的人数众多，其使用人数超过采取节育措施总人数的一半以上。宫内节育器也适合哺乳期妇女使用。

那么产后何时可以放置宫内节育器呢？

理论上说，阴道分娩或剖宫产手术在胎盘娩出后即刻，或者在产后42 天经检查生殖器恢复正常、无感染等禁忌的情况下可随时放置宫内节育器。但目前多数情况下还是选择产后经过一段恢复期，即阴道分娩满 3 个月，剖宫产满 6 个月后才考虑放置宫内节育器。

如果此时月经已复潮，应在月经干净后 3 ~ 7 天内，没有性生活的情况下去放环；月经未复潮者，在排除再怀孕之后可以放置节育器。

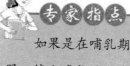

专家指点

如果是在哺乳期内放置的节育器，停止哺乳后，应复查节育器大小与子宫大小是否仍适宜，因为哺乳期中可能因子宫较小，放置的节育器型号小，停哺乳后有可能需调换节育器型号。

 ## 产后多长时间可以做绝育手术

女性绝育手术是指采用双侧输卵管结扎的方法，以达到永久不孕的一种避孕措施。因为这种方法是使妇女永久不孕，所以必须经过夫妇双方同意，而且要在没有手术禁忌证的情况下才可施行。

健康妇女正常分娩后，如没有任何并发症，在产后经过充分休息，体力业已恢复的情况下，争取在产后 24 小时内施行结扎术。因为产后 24 小时内手术的感染概率少。如果产后超过 24 小时未行手术，则须等产后3 ~ 7 天之内没有产后感染表现时再进行手术。如果产后来过月经，就等月经完全干净后 3 ~ 7 天之内再手术。

虽然是正常分娩，但产后会有内外生殖器感染，呼吸、泌尿系统或皮肤感染，或在生产 24 小时后，如果一天中体温有两次超过 37.5℃时，说明体内有感染，均应暂缓手术，等待痊愈后再施行。

对于那些产后身体虚弱，产后大出血，心脏病并发心力衰竭，或有其他内科疾病，不能承担手术时，应等疾病痊愈后，再行手术。剖宫产手术的同时就可行双侧输卵管结扎术。在做结扎手术之前，应填写手术志愿书并由夫妇双方签名，并在预产期前住院待产，这样做对预防术后感染有好处。

坐月子的时间是多长

分娩过后，婴儿虽然降生了，但产妈妈的身体还要经过一段时间才能复原。从胎盘娩出到全身各器官（除乳房外）恢复或接近未孕状态的时间需要大约 42 天，这一时期称为产褥期，俗称"月子"。

哺乳会影响体型吗

分娩后，年轻的母亲就要给婴儿哺乳了。母乳是婴儿最理想的食品，但现在有许多年轻的母亲错误的认为哺乳会影响自己健美的体型，产后不愿亲自给婴儿哺乳。我们说哺乳不但不会影响体型，而且还有利恢复健美的体型。

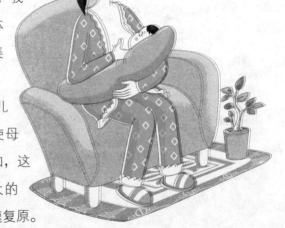

（1）哺乳时由于婴儿的吮吸，刺激了乳头，使母体催产素的激素分泌增加，这种激素可使因妊娠而增大的子宫回缩，臃肿的腹壁迅速复原。

（2）哺乳可加速乳汁分泌，促进母体的新陈代谢和营养循环，减少皮下脂肪的累积，从而有效地减少肥胖。

（3）婴儿吃奶，分泌催乳素的激素作用于乳房上皮细胞和乳房悬韧

带，有助于防止乳房的过度下垂。

我们奉劝年轻的母亲不要放弃给孩子哺乳的机会，再加上合理的饮食，适当的体育锻炼，你的娇美体型是可以恢复的。

热水泡脚对产妈妈有哪些好处

有的产妈妈受旧风俗的影响，产后不敢洗脚，甚至睡觉时也不脱袜子，怕脚心着凉，引起脚后跟疼痛、腿脚麻木，其实这种担心是毫无根据的。科学的说法是"睡前洗脚，胜过打针吃药"，每天用热水泡脚 10～20 分钟能活跃神经末梢，调节植物神经和内分泌功能，能起到强身壮体、延年益寿的作用。对产妈妈来说同样如此，热水泡脚既保健又解乏。产妈妈在经历了分娩过程以后已精疲力尽了，因此每天用热水泡泡脚，对恢复体力，促进血液循环，解除肌肉和神经疲劳大有好处。在洗脚的同时，不断地按摩足趾和足心效果会更好。

月子里怎样调节产妈妈的情绪

据统计，有 50%～70% 的妇女在产后 3 天发生抑郁症，表现为眼泪汪汪、情绪不稳定、好发脾气、食欲不振、失眠、压抑，甚至有离婚或轻生的念头。虽然这种现象多不经治疗持续数天便可自愈，但也应引起我们的注意，那么该如何调节产妈妈的情绪呢？我们应注意以下几点：

（1）产妈妈及其家属应积极参加产前及孕期保健学习班，了解产妈妈月子期间这一特殊的生理变化，体谅产妈妈的异常情绪。产妈妈认识到月子期间变化对情绪的影响，做到心中有数，充分做好当妈妈后的生理及心理准备。

（2）产妈妈要学会自我调节，自我克制。可以试着从可爱的宝宝身上寻找乐趣。

（3）丈夫及其家人必须对产妈妈给予照顾和关怀，特别是丈夫应加倍关怀爱护妻子，拿出较多的时间陪伴在妻子的身旁，以亲切温和的态度与妻子交谈，以减轻妻子生理上的痛苦。同时，帮助处理家务或照顾婴儿。让产妈妈在分娩后处于最佳心理状态，使产妈妈身心早日得到康复。

月子里奶胀怎么办

一般至产后 7 天乳汁畅流后，痛感多能消退。

为了减少这种疼痛，防治方法如下：

（1）早开奶、勤哺乳，使乳腺管疏通，利于乳汁的排出。

（2）积极排空乳房。尽量让孩子把乳房内的奶汁吸干净。如果吃奶量太少，可用手挤奶，使乳房变软。同时暂时减少食用鱼汤、肉汤等。

（3）哺乳前热敷乳房，并可做些轻柔按摩，用手由四周向乳头方向轻轻按摩，以促进乳汁畅通。

（4）配戴合适的乳罩，将乳房托起，有利于乳房的血液循环，从而可减轻胀痛。

（5）如果乳房胀痛严重或出现红、肿、热、痛等表现，请医生来帮助治疗。

妈妈须知

有的产妈妈产后 3 天双乳胀满，出现硬结，疼痛，甚至延至腋窝部的副乳腺，伴有低热，对这种现象不用急，一般不是疾病所致，主要是乳脉淋巴潴留、静脉充盈和间质水肿及乳腺导管不畅所致。

奶胀时如何挤奶

　　避免产妈妈乳汁淤积，防治乳腺炎。下面介绍一下正确的挤奶方法。

　　备好清洁容器，先洗净双手及乳房，保持良好的心理状态，将身体稍向前倾，用一只手托着乳房，另一只手将大拇指和食指分别放在乳头上2厘米乳晕处，缓慢用力向胸壁内方向挤压——松——再挤压，待乳汁流速减慢时，手指向不同方向转动，再重复挤压直至乳窦内乳汁排空。挤奶时注意手指要固定，禁止挤压乳头和牵拉乳头。

月子里怎样预防乳房下垂

　　预防产后乳房下垂应从以下几个方面入手：

　　（1）哺乳时不要让孩子过度牵扯乳头，最好养成孩子不牵扯乳头的习惯。每次哺乳后应用手轻轻托起乳房按摩10分钟。

　　（2）每日用温开水洗涤乳房2～3次，这样可保持乳房清洁卫生，又能增加乳房悬韧带的弹性，对防止乳房下垂有重要作用。

　　（3）选戴乳罩大小。松紧度要合适，以发挥提托乳房作用。

　　（4）哺乳期要适当，不宜过长，当孩子满10个月即可断奶，这样做不仅对防止乳房下垂有益，而且还有利婴儿的健康生长。

　　（5）坚持做一些扩胸锻炼，如俯卧撑，使胸部肌肉发达，以增强对乳房的支撑作用。

月子里需要怎样的休养环境

　　传统观念认为，无论是寒冷的冬季，还是炎热的夏季，产妈妈的居室要窗户紧闭，避免产妈妈"受风"，留下"月子病"，其实这种说法是不正确的。不开窗通风，空气污浊，有利于病原体的生长繁殖，容易引起产妈妈和新生儿呼吸道感染。夏季室内气温过高，可使产妈妈和新生儿中暑。因此，居室环境通风很重要。

产妈妈需要一个安静的休养环境，房间不一定大，但要安静、舒适、整洁、阳光充足、空气新鲜，要避免对流风。每天至少开窗通风 1 小时，新鲜的空气有助于消除疲劳，恢复健康，给母婴提供足够的氧气，但要避开风口。室温一般应保持在 20 ～ 25℃，湿度为 60％ ～ 65％。

在干燥的冬季，为保持室内的湿度，可在暖气或炉火上放个水盆，让水汽蒸发出来。

在炎热的夏季，可根据需要适当打开空调，但应注意出风口不要正对产妈妈和新生儿，以免冷气直接吹拂产妈妈和新生儿。其次，空调的温度不要太低，一般以 28℃ 左右为宜，而且应间断使用，早晚定时开窗换气。

月子期间最好不要频繁接待亲友探望，以免感染各种病菌，不利于母亲休养与恢复。

 ## 产后体形发生变化的原因是什么

产后发生体态变化的原因：产妈妈在妊娠期随着胎儿长大，腹壁皮肤、肌肉长期受到膨胀子宫的影响，腹皮被拉松、拉长，腹肌纤维增生、拉松，以致断裂。分娩后子宫复原，腹皮、腹肌松弛而下垂，常可见腹部正中线变宽，腹部有许多花纹，这是由于腹肌过度扩张、肌纤维分离所致。腹壁紧密度的恢复，一般需经过 6 ～ 8 周，但多数不能恢复到孕前那样。

产后乳腺增生，乳房充盈庞大，后停止喂奶，乳房缩小，乳房皮肤、表皮及肌纤维被胀得宽松。产肌肉松弛而下垂。由于妊娠时盆底肌肉和筋膜因过度扩张而失去弹力，肌纤维也常有断裂，以致盆腔内的器官组织疏松，也会引起腹部膨隆下垂。

产后会阴部应该如何护理

　　产后会阴部可因分娩时胎先露的压迫及助产的操作，局部发生轻度的充血、水肿，或有会阴部的裂伤、侧切伤口。而会阴部因其解剖特点很容易被尿液、大便及恶露污染，如不注意清洁卫生，易引起产褥感染，影响产妈妈的身体健康，所以会阴部的护理非常重要。

　　产后可以用1∶5000高锰酸钾液或0.1％新洁尔灭冲洗会阴，每天2～3次或于大小便后冲洗，尽量保持会阴部清洁及干燥。会阴部有缝线者，应每天检查伤口周围有无红肿、硬结及分泌物。于产后3～5天拆线。若伤口有感染，应及早拆除缝线，创面应每天换药，并用红外线局部照射，尽量暴露伤口以保持表面干燥促进愈合。会阴部肿胀者，可用50％硫酸镁温热敷或75％酒精湿敷。平卧时应卧向伤口的对侧，以免恶露流向伤口，增加感染的概率。会阴伤口完全愈合大约需2周，以后可以改为每天一次会阴擦洗。

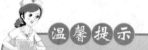

　　温馨提示

　　产后月经垫要用消毒后的卫生巾或其他卫生用品，卫生用具及内衣内裤要勤洗勤换，洗后应在阳光下曝晒以达到消毒杀菌的目的。

 ## 月子里使用卫生纸要注意什么

　　卫生纸，顾名思义是很卫生的，因此很多妇女把它当作经期用纸或产后承接恶露的卫生用纸，甚至有人用来擦碗、筷及擦嘴，还有人用来包食品。

　　其实卫生纸只是一般的便用纸，卫生要求并不严格。据某市卫生部门对市场上销售的9个牌号14种包装的卫生纸进行抽样监测表明，有5

个牌号7种包装不符合卫生要求，有的卫生纸细菌总数超过标准30倍。

有关部门规定，卫生纸应进行消毒，消毒后的卫生纸在100克纸中细菌不得超过600个。妇女用的卫生纸要求更严，在100克纸中的细菌不得超过50个，并不得含有化脓菌，包装上要注明厂家、出厂日期和有效期等。产妈妈在购买卫生纸或卫生巾时要注意上述问题。对放置过久的纸，在潮湿的季节，要将纸放在太阳下曝晒，有条件的需进行高压消毒，以确保安全。

月子里为什么不宜睡席梦思床

产妈妈睡席梦思床会导致骨盆损伤。原因是：卵巢在妊娠末期分泌第三种激素，称松弛素，其有松弛生殖器官中各种韧带与关节的作用，有利于分娩。由于松弛素的作用，产妈妈的骨盆失去完整性、稳固性，而松散的骨盆，加上席梦思的松软性、弹力性好，压之下去，重力移除又弹起，人体睡上俨如佛龛，左右活动都有一定阻力，很不利于产妈妈翻身坐起。如欲急速起床或翻身，产妈妈就很容易造成骨盆损伤。因此，产妈妈应睡一段时间板床，有利机体复原，避免损伤。

月子里能不能刷牙

产妈妈比一般人更应注意口腔卫生。由于产妈妈进餐的次数多，食物残渣存留在牙齿表面和牙缝里的机会增多。另外，产妈妈在月子里进食大量的糖类、高蛋白等食物，最易坏齿，引起口臭、口腔溃疡。因此，产妈妈在月子里不刷牙是不对的。漱口刷牙能清除陈腐、酸物，保护牙龈、口腔，产妈妈应该每日早、晚各刷1次牙，如能在每次进餐后刷牙、漱口，对健康更为有利。产妈妈应该刷牙，但要注意以下几点。

（1）牙刷应选用小头、软毛、刷柄长短适宜的保健牙刷。

（2）刷牙前把牙刷用温水泡软。

（3）刷牙的方法不能"横冲直撞"，切忌横刷，正确的刷牙方法为"竖刷法"，上牙从上往上刷，下牙从下往上刷，咬合面要来回刷，里里外外都刷到，每次刷3分钟。

产后为什么要及时排尿

产后产妈妈尿量增多，医生常常告诉产妈妈要尽早自解小便。一般在产后4小时让产妈妈小便。因为在分娩过程中膀胱受压黏膜充血水肿、肌张力降低以及会阴伤口疼痛、不习惯于卧床姿势排尿等原因，容易发生尿潴留，而尿潴留使膀胱胀大，妨碍子宫收缩，从而会引起产后出血，还易引起膀胱炎。因此，产后产妈妈要及时排尿。

产妈妈能吹电风扇吗

夏季气温普遍较高，人体皮肤主要通过辐射、传导、对流、蒸发等方式，散发人体总热量的约80%。人体体温过高或过低，都会导致生理功能紊乱。人体的体温调节中枢主要在下丘脑，它指挥着各系统完成散热任务。产妈妈在分娩后，汗腺分泌旺盛，产后体质下降，应该避免风直接吹到身上，特别是不要用电风扇直接给产妈妈降温。但这并不是说产后一定不能使用电风扇。居室中如果使用电风扇给产妈妈降温，可以让电风扇吹出来的风吹向墙壁或者其他地方，利用空气对流或者返回的对流风来给产妈妈降温。同时保持室内宽敞、整洁，开窗通风、降温防暑以保证产妈妈和婴儿不会发生中暑，顺利度过炎热的夏天。

温馨提示

正常生产的产妈妈为了促使身体早日复原，在产后6～12小时可以起床下床稍微活动。会阴侧切产妈妈可晚一些下床活动。剖宫产无合并症者第3～4天可以下床活动。1周以后如果天气晴朗可到户外活动。在户外呼吸新鲜空气，晒晒太阳，会使精神愉快，心情舒畅。

产后多长时间来月经

多数妇女于产后哺乳期间不来月经，这属于生理现象。产后什么时间来月经？往往与母亲是否哺乳、哺乳时间的长短以及母亲的年龄几方面有关。

一般妇女在产后4~6个月，脑垂体对下丘脑所分泌激素的反应已经恢复正常，所以卵巢开始有新的卵泡生长、发育和成熟而发生排卵。大约在排卵后2周左右就来月经。因此，不给婴儿授乳的妇女，上述变化可能发生得早，在产后2～3个月就来正常月经。但也有少数妇女虽然授乳，仍可能排卵，在产后2～3个月也会有月经来潮。在分娩后2个月左右就来月经的占

18％～23％，大多数产妈妈于产后 4～6 个月来月经。

产后什么时候来月经要看卵巢排卵的功能是否恢复，如果恢复得早，来月经也早。因为排卵是在月经来潮之前，所以产后不来月经仍可能怀孕。只要有性生活，就应当采取避孕措施。

产后什么情况下可运用腹带

下列产妈妈可以运用腹带，但相应的症状消失后，就不应该再使用了。

（1）腹部非常松弛，成为悬垂状，特别是站立时腹壁下垂比较严重，这时纤维细胞有较多断裂，较难自主恢复，使用腹带会起到支持作用。也会使产妈妈感到舒适，消除产后腹部空虚和垂胀感。这种情况多见于胎儿过大，一胞多胎或生育多胎的产妈妈。

（2）连接骨盆以及脊柱的各种韧带发生松弛性疼痛时，腹带可起到支撑作用。

（3）施行过剖宫产的产妈妈，用腹带可对伤口愈合起到较好的保护作用。

应注意的是，使用腹带一定要宽、厚，在卧位时系上，注意不要系得过紧而有不舒服感觉，晚上睡觉时解开。

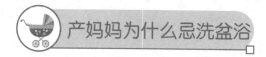

产妈妈为什么忌洗盆浴

产妈妈分娩后阴道、宫颈有不同程度的裂伤，黏膜充血、水肿，子宫蜕膜作为恶露成分排出后，要长出一层新的子宫内膜，胎盘剥离处有手掌大面积的伤面。这些都要在产褥期得以修复，况且会阴还有侧切伤口。而宫颈口闭紧、恶露完全干净所需时间每个人差异较大，有时在产后 2 个月胎盘剥离伤口才能完全愈合。

产褥期间洗盆浴时，寄生在皮肤或阴道的细菌和洗澡用具沾染的细菌，都能随洗澡水进入产道，增加感染机会，轻者会阴伤口发炎、子宫内膜发炎，重则向宫旁组织、盆腔、腹腔、静脉扩散，甚至细菌在血液内繁殖引起败血症，所以产后禁止盆浴，应选择淋浴。

 ## 产妈妈参加锻炼有什么好处

产妈妈积极适当地参加锻炼，有许多好处。

（1）产妈妈参加锻炼，有利于子宫的恢复，促进子宫内膜的修复和恶露排除，加速伤口的愈合，预防子宫后倾和子宫脱垂等疾病的发生。

（2）参加锻炼，有利于产后排尿，减少产后尿潴留，并可防止泌尿系统感染。

（3）通过锻炼还能预防或减少产后腰背痛、便秘、痔疮等病的发生和发作。提高心肺功能，有利于体力恢复。

（4）通过锻炼能增加食欲，促进乳汁分泌，提高泌乳质量，有利于婴儿的健康生长。

（5）通过锻炼，使产妈妈精神愉快，并有利减肥，重塑健美的体型，也有助于恢复产妈妈的性活力。

应注意的是，平时总有某些疾病及在分娩中出现病症的产妈妈均不宜锻炼，如高血压、心脏病、严重产伤、产后感染、产后大出血、产后体弱者、糖尿病产妈妈等，因她们参加锻炼会加重病情。

月子里锻炼要注意什么

（1）锻炼一定要量力而行，循序渐进。产妈妈要根据自己的体质和产后情况，按各阶段要求安排锻炼内容，逐步实施，在运动强度、运动量、运动时间、运动幅度方面逐步提高，次数由少到多。通过一段时间锻炼后，运动量、运动强度要逐渐增加，不要想一口吃个胖子，急于求成，否则会使产妈妈受到不必要的损伤。

（2）锻炼要适时适地，经常坚持。锻炼不要三天打鱼，两天晒网，要经常坚持，只有经常坚持锻炼，身体各个部位、各个系统才能得到连续的提高，才有效果。锻炼时间自己安排。身体状态不好时，可以少练一会儿，感冒身体不适等不要强迫锻炼，锻炼内容可适当减少。

（3）锻炼要注意安全，做好自我监护。

温馨提示

产妈妈参加运动是为了恢复身体和健美，凡不利于此运动的项目必须禁止。比如在产褥期内憋气、深蹲等过度增加腹压的动作就应不做，因它会导致子宫脱垂、痔疮等疾病发生。剧烈的、震动大的跑跳动作，倒立动作可引起脏器位置改变，影响产后身体的恢复。

第二章
月子期间的饮食

产妈妈经过怀孕和分娩，体力消耗大，产后需要足够的营养来恢复身体健康。为了从食物中获得各种营养，一定不要偏食，要吃精米面，也要吃杂粮，更要多吃些新鲜蔬菜。这样才会获得均衡营养。该吃啥？怎么吃？吃多少？看看医生怎么说。

月子里为什么要注意饮食营养

产妈妈经过怀孕和分娩，体力消耗大，产后需要足够的营养来恢复身体健康。现今提倡母乳喂养，给婴儿喂奶更增加了对各种营养物质的需求，这些营养物质都要从饮食中摄取。具体说明如下：

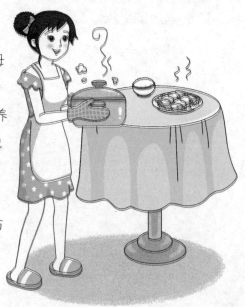

（1）热量　哺乳产妈妈需要的热量每日约12552千焦，与正常妇女需9204.8千焦、妊娠后期孕妈妈需要10460千焦相比，热量需要增加较多。

（2）蛋白质　每日需要95克，较正常妇女多20~30克，较孕妈妈多10克，产妈妈每日分泌乳汁为1000~1500毫升，每100毫升人乳中含蛋白质约 2 克，所以膳食中要供应充足的蛋白质，特别是动物蛋白，鸡蛋、瘦肉、鸡、鱼、乳制品动物蛋白多，豆制品、花生、核桃植物蛋白丰富，互相搭配得当，才能满足人体对多种营养的要求。

（3）脂肪　妊娠期体内存贮脂肪约 4 千克供哺乳用。月子期间活动少，不必更多补充脂肪。

（4）碳水化合物　主要为谷类，是热能的主要来源，每日主食 500 克左右能满足需要。

（5）矿物质及维生素　是不可缺少的营养成分。每日需要钙 2000 毫克，铁 18 毫克，维生素 A 8900 国际单位，维生素 D 400 国际单位，除维生素 A 需要量增加较少外，其余各种维生素需要量均较非孕时增加 1 倍以上。

 月子里怎样选择饮食营养

产妈妈在产后同孕期一样需要加强营养，但也不要营养过剩，这就需要在饮食上讲点科学。产后的头 1～2 天，由于劳累，产妈妈的消化能力减弱，应该吃些容易消化、富含营养又不油腻的食物，如牛奶、豆浆、藕粉、大米或小米粥、挂面汤或馄饨等。随着体力的恢复，消化能力也增强，可以开始进普通饮食，在产后 3～4 天里，不要喝太多的汤，以免使乳房过度淤胀。等泌乳后再多喝汤，如鸡汤、排骨汤、猪蹄汤、鲫鱼汤等，这些汤类对产妈妈身体康复十分有益，不仅可促进奶汁分泌，还能提供丰富的蛋白质，脂肪、矿物质和维生素等。

月子期间产妈妈所需的多种营养素，可参考下列食物：

（1）蛋白质　瘦肉、鱼、蛋、乳和禽类等都含有大量的动物蛋白质。花生、豆类和豆类制品含有大量的植物蛋白质。

（2）脂肪　肉类和动物油含有动物脂肪。豆类、花生仁、核桃仁、葵花子、菜籽和芝麻籽中含有植物脂肪。

（3）糖类　所有的谷物类、白薯、土豆、栗子、莲子、藕菱角、蜂蜜和食糖中都含有大量的糖类。

（4）矿物质　油菜、菠菜、芹菜（尤其是芹菜叶）、雪里蕻、荠菜、莴苣和小白菜中含有铁和钙较多。猪肝、猪肾、鱼和豆芽菜中含磷量较高。海带、虾、鱼和紫菜等含碘量较高。

（5）维生素

①维生素A。鱼肝油、蛋、肝、乳都含有较多的维生素A。菠菜、荠菜、胡萝卜、韭菜、苋菜和莴苣叶中含胡萝卜素较多，胡萝卜素在人体内可以转化成维生素A。

②B族维生素。小米、玉米、糙米、标准面粉、豆类、肝和蛋中都含有大量的维生素B_2，青菜和水果中也富含维生素B_1。

③维生素C。各种新鲜水果、柑、桔、橙柚、草莓、柠檬、葡萄、红果中含有维生素C，尤其鲜枣中含量高。

④维生素D。鱼肝油、蛋黄和乳类中含量丰富。

月子期间不宜急于节食

为了从食物中获得各种营养，一定不要偏食，要吃精米面，也要吃杂粮，更要多吃些新鲜蔬菜。这样才会获得均衡营养。有些女性在生完宝宝后体重增加了不少，跟孕前体型大不相同。新妈妈为了恢复以往的苗条身材，刚生完宝宝就开始迫不及待地节食。这种做法不仅损害新妈妈自身的健康，而且也不能保证为宝宝提供足够的营养。

鸡蛋含有蛋白质、脂肪、卵磷脂、核黄素和钙、磷、铁及维生素A、维生素B、维生素D等，是很好的营养品，但也不要吃得过多。每天吃3～5个就足以满足需要。如果过多地食用鸡蛋而忽略其他营养素的摄入，则可引起消化功能紊乱和身体的生理功能失调。

红糖中含有较多的铁、钙等矿物质，有补血和活血功能，并且供给人体热量，很多妇女喜欢在产后饮用。然而，红糖为粗制糖，其中杂质很多，饮用前应将其煮沸、过滤，除去杂质，以免引起消化道疾病。

新妈妈不宜采取节食的方法减肥，尤其是哺乳者。如果体重过重，可以在专业人士指导下进行适宜的健身锻炼。在饮食上，可多吃一些蔬菜。

温馨提示

新妈妈所增体重大多是水分和脂肪，如果给宝宝哺乳，增加的脂肪也不一定够用，还需动用身体里原来储存的脂肪。而且，节食使新妈妈不能保证每天吃到各种营养丰富的食物，使身体保持一定的热量，由此不能保证自身的康复，也无法满足宝宝的营养需要。

月子里的饮食误区

误区一：产妈妈应忌口。

许多孕产妈妈都有忌口的习惯。其实，产后需要充足而丰富的营养素，主副食都应多样化，仅吃一两样食物不仅不能满足身体的需要，也不利于乳腺分泌乳汁。

误区二：产后体虚，应多吃老母鸡。

产后特别是剖宫产后，新妈妈的胃肠道功能还未恢复，不能吃过于油腻的食物。老母鸡、蹄膀等食物脂肪含量较高，不适合产后马上吃。产后体虚是因为分娩过程中产妈妈的体力消耗过大，分娩后又要哺乳引起的。这时，产妈妈可进食一些易消化的流质或半流质食物，如虾仁煨面、红薯稀饭等。

误区三：为了早产奶，产后马上多喝汤。

从分娩到产奶中间有一个环节，就是要让乳腺管全部畅通。如果乳腺管没有全部畅通，而产妈妈又喝了许多汤，那么分泌出的乳汁就会堵在乳腺管内，严重的还会引起产妈妈发烧。所以，要想产后早产奶，一定要让新生儿早早吮吸妈妈的乳房，刺激妈妈的乳腺管多泌乳。待乳腺管全部畅通后，再喝些清淡少油的汤，如鲫鱼豆腐汤、黄鳝汤等，对妈妈下奶会有所帮助。

误区四：汤比肉有营养。

月子期间应该常喝些鸡汤、排骨汤、鱼汤和猪蹄汤，以利于泌乳，但同时也要吃些肉类。肉比汤的营养要丰富得多，那种"汤比肉更有营养"的说法是不科学的。

误区五：产后出血多，吃桂圆、红枣、赤豆补补血。

桂圆、红枣、赤豆是活血的食物，吃了不但不能补血，反而会增加出血量。这些食物都是高糖食物，有的产妈妈在床上吃，又不及时刷牙，这样很容易引起蛀牙。一般在产后 2 周后，才适合吃。

误区六：月子里不能吃水果。

水果里含有各种维生素和微量元素，产后 3 ~ 4 天里除不要吃特别寒性的水果，如梨、西瓜等，在接下来的日子里，应该每天吃 2 ~ 3 个水果。有的产妈妈在吃水果的时候会用微波炉将它加热，这样做其实是不科学的。因为水果里的维生素很容易氧化，加热或久置都会使营养成分损失。

误区七：火腿有利于长伤口，要多吃。

火腿本身是腌腊制品，含有大量亚硝酸盐类物质。亚硝酸盐类物质是一种致癌物质，如摄入过多，人体不能代谢，蓄积在体内，会对机体产生危害。产妈妈如果吃火腿过多，火腿里亚硝酸盐物质会进入乳汁，并蓄积在婴儿体内，给婴儿的健康带来潜在的危害。所以，产妈妈不宜吃火腿。

剖宫产术后忌吃胀气食物

有些产妈妈刚做完剖腹手术，家人便开始给大量提供牛奶、黄豆、豆浆、糖类、淀粉等食物。食用这些食物后会促使其肠道产气，使其发生腹胀。剖宫产手术会使肠肌受到刺激，导致肠道功能受抑，肠蠕动减慢，肠腔内有积气，很容易在术后产生腹胀。因此，术后过多食用这些食物会加重腹胀，也不利于伤口的愈合。

 适合月子里食用的食物

产妈妈在月子里的食物主要有以下几种：

炖汤类：如鸡汤、排骨汤、牛肉汤、猪蹄汤、肘子汤等，轮换着吃。猪蹄炖黄豆汤是传统的下奶食品。营养丰富，易消化吸收，可以促进食欲及乳汁的分泌，帮助产妈妈恢复身体。莲藕排骨汤可治疗月子期间的贫血症状，莲藕具有缓和神经紧张的作用。猪蹄能补血通乳，可治疗产后缺乳症。

鸡蛋：蛋白质、氨基酸、矿物质含量比较高，消化吸收率高，蛋黄中的铁质对产妈妈贫血有疗效。鸡蛋可以做成煮鸡蛋、蛋花汤、蒸蛋羹或打在面汤里等。传统习俗中，产妈妈坐月子时，每天至少要吃 8～10 个鸡蛋，其实 2～3 个鸡蛋已完全可以满足营养需求，吃得太多人体也无法吸收。

小米粥：富含维生素 B_1、膳食纤维和铁。可单煮小米或将其与大米合煮，有很好的滋补效果。

红糖、红枣、红小豆等红色食品：富含铁、钙等，可提高血色素，帮助产妈妈补血、祛寒。但要注意红糖是粗制糖，杂质较多，应将其煮沸再食用。

鱼：营养丰富，通脉催乳，味道鲜美。其中鲫鱼和鲤鱼是首选，可清蒸、红烧或炖汤，汤肉一起吃。

芝麻：富含蛋白质、铁、钙、磷等营养成分，滋补身体，多吃可预防产后钙质流失及便秘，非常适合产妈妈食用。

花生：能养血止血，可治疗贫血出血症，具有滋养作用。

蔬菜：含有丰富的维生素C和各种矿物质，有助于消化和排泄，增进食欲。西芹纤维素含量很高，多吃可预防产妈妈便秘。胡萝卜里含丰富的维生素A、维生素B、维生素C，是产妈妈的最佳菜肴。

水果：各类水果都可以吃，但由于此时产妈妈的消化系统功能尚未完全恢复，不要吃得过多，冬天如果水果太凉，可以先在暖气上放一会儿或用热水烫一下再吃。

 ## 适合月子期间食用的蔬菜

产妈妈在月子期间的食物应是多种多样的，除多吃些肉、蛋、鱼等食品外，还要多吃一些蔬菜。据研究，产妈妈最好多吃莲藕、黄花菜、黄豆芽、海带、莴笋等，有利母子健康。

莲藕：莲藕中含有大量的淀粉、维生素和矿物质，营养丰富，清淡爽口，健脾益胃，润燥养阴，行血化瘀，清热生乳，是祛淤生新的佳蔬良药。产妈妈多吃莲藕，能及早清除腹内积存的淤血，增进食欲，帮助消化，促使乳汁分泌，有助于对新生儿的喂养。

黄花菜：黄花菜中含有蛋白质及矿物质磷、铁、维生素A、维生素C及甾体化合物，营养丰富，味道鲜美，尤其适合做汤用。中医书籍记载，黄花菜有消肿、利尿、解热、止痛、补血、健脑的作用，月子期间产妈妈容易腹部疼痛、小便不利、面色苍白、睡眠不安，多吃黄花菜可消除以上症状。

黄豆芽：黄豆芽中含有大量蛋白质、维生素C、纤维素等，蛋白质是组织细胞的主要原料，能修复生孩子时损伤的组织，维生素C能增加血管壁的弹性和韧性，防止产后出血，纤维素能润肠通便，防止产妈妈发生便秘。

海带：海带中富含碘和铁，碘是合成甲状腺素的主要原料，铁是制造血细胞的主要原料，产妈妈多吃这种蔬菜，能增加乳汁中碘和铁的含量，有利于新生儿的生长发育，防止发生呆小症。

莴笋：莴笋是春季的主要蔬菜之一，含有多种营养成分，尤其富含钙、磷、铁，能助长骨骼，坚固牙齿，中医学认为，莴笋有清热、利尿、活血、通乳的作用，尤其适合产后少尿及无乳的产妈妈食用。

妈妈须知

油炸食物较难以消化，产妈妈也不应多吃。并且，油炸食物的营养在油炸过程中已经损失很多，比面食及其他食物营养成分要差，多吃并不能给产妈妈增加营养，倒是增加了肠胃负担。

月子里为什么不宜多吃红糖

产妈妈分娩后，一般要喝些红糖水，这是必要的，但如果吃红糖过多，则会影响健康。红糖营养丰富，释放能量快，营养吸收利用率高，具有温补性质。产妈妈分娩后，由于丧失了一些血液，身体虚弱，需要大量快速补充铁、钙、锰、锌等微量元素和蛋白质。据研究测定，300克红糖含有钙质 450 毫克，含铁质 20 毫克及一些微量元素等。红糖还含有"益母草"成分，可以促进子宫收缩，排出产后宫腔内淤血，促使子宫早日复原。产妈妈分娩后，元气大损，体质虚弱，吃些红糖有益气养血、健脾暖胃、驱散风寒、活血化瘀的功效。但是，产妈妈切不可因红糖有如此多的益处，就一味多吃。因为过多饮用红糖水，会损坏牙齿。红糖性温，如果产妈妈在夏季过多喝了红糖水，必定加速出汗，使身体更加虚弱，甚至中暑。

坐月子喝催乳汤应注意什么

为了尽快下乳，许多产妈妈产后都有喝催乳汤的习惯。但是，产后什么时候开始喝催乳汤和喝多少催乳汤都是有讲究的。

过早喝催乳汤，乳汁下来过快、过多，新生儿又吃不了那么多，容易造成浪费，还会使产妈妈乳管堵塞而出现乳房胀痛。若喝催乳汤过迟，乳汁下来过慢、过少，也会使产妈妈因无奶而心情紧张。分泌乳量会进一步减少，形成恶性循环。

产后喝催乳汤一般要遵循以下两点：①掌握乳腺的分泌规律。一般来说，孩子生下来以后头 7 天乳腺分泌的乳汁比较黏稠，略带黄色，这就是初乳。初乳进入婴儿体内，使婴儿体内产生免疫球蛋白 A，可以保护婴儿免受细菌的侵害。初乳的分泌量不是很多，应让婴儿反复吮吸乳头。大约在产后的第 8 天，乳腺开始分泌真正的乳汁。一般在分娩后的第 3 天开始给产妈妈喝鲤鱼汤、猪蹄汤之类下奶的食物之一。②注意产妈妈身体状况。若是身体健壮、营养好、初乳分泌量较多的产妈妈，可适当推迟喝催乳汤的时间，喝的量也可相对减少，以免乳房过度充盈，从而引起不适。如果产妈妈身体比较差，就可早些服用催乳汤，喝的量也适当多些，但也要适可而止，以免增加胃肠的负担，而出现消化不良。

月子里食用桂圆对身体恢复有什么好处

桂圆又名龙眼。营养丰富，含有胆碱、有机酸、蛋白质、葡萄糖、果糖、蔗糖、脂肪、铁、磷、钙、胡萝卜素、维生素 B_1、维生素 B_6、尼克酸、维生素 C 等。桂圆既是佳果，又是良药。中医学认为，桂圆味甘，性温，具有补心健脾，养血安神，补精益智，壮阳健体等功效。

产妈妈产后身体偏虚，阳气不足，气血、脾胃虚弱、宜温热，故用性温助火、养血益脾的桂圆最为合适，对产后恢复是非常有益的，但孕妈妈不宜食用桂圆，因食用桂圆能使孕妈妈增添胎热，气机失调，呕吐，甚至流产。

月子里应忌盐吗

产妈妈月子里要禁盐或吃低盐饮食，这在某些地区盛行。其道理是月子里吃盐会发旧病，奶水少。其实，这样做是没有科学根据的。

成人每日需摄入盐量为 5 ~ 6 克，方能维持人体正常的生理需要。更何况产后消耗大，需补充足够的营养，而无盐饮食会使人倒胃口，故而影响大量营养物质的摄入。处在哺乳期的母亲如果饮食不足，乳汁中的脂肪和蛋白质含量必然降低，并使乳量减少。可见月子里禁盐对母婴健康都是不利的。奉劝月子里的姐妹们，还应像平常一样，吃菜都要放适量盐为宜。

月子里能饮用茶水吗

虽然茶水也是一种非常好的饮料，但是月子里的新妈妈不宜喝茶水。在分娩之后体力消耗很大，新妈妈的身体气血双虚，应该注意保持良好的睡眠及补血，以尽快恢复体力。茶水中含有鞣酸，它能够与食物中的铁相结合，影响肠道对铁的吸收，促使新妈妈发生贫血。而且，茶水越浓鞣酸含量越高，对肠道吸收铁的影响越大。

另外，茶叶中含有的咖啡因在饮用后，会刺激大脑兴奋，不容易入睡，影响新妈妈的睡眠，不利于其身体恢复。同时，茶水里的咖啡因还有可能通过乳汁进入宝宝体内，使宝宝发生肠痉挛，出现无由啼哭等现象。

温馨提示

新鲜果汁及清汤中既富含维生素，又富含矿物质，对新妈妈是一种很好的饮料，可以促进新妈妈身体恢复，尤其是在夏天坐月子的新妈妈。

月子里饮食应注意什么

医学研究表明，分娩后数小时内，最好不要吃鸡蛋。在分娩过程中，体力消耗大，出汗多，体液不足，消化能力也随之下降。若分娩后立即吃鸡蛋，就难以消化，增加胃肠负担。分娩后数小时内，应吃半流质或流质饮食为宜。

在整个月子期间，根据国家对孕、产妈妈营养标准规定，每天需要蛋白质 100 克左右，因此每天吃鸡蛋 2～3 个就足够了。

产妈妈在产后 1 个月内饮食应以清淡、易于消化为主，食物品种应多样化。如果产后饮食护理得当，产妈妈身体的康复是很快的。在月子里，产妈妈一定要忌食辛辣温燥和过于生冷的食物。辛辣温燥之食可助内热，使产妈妈上火，引起口舌生疮，大便秘结，或痔疮发作。母体内热可通过乳汁影响到婴儿内热加重。所以，产妈妈在 1 个月内应禁食韭菜、大蒜、辣椒、胡椒、茴香、酒等。

生冷、坚硬食物易损伤脾胃，影响消化功能，生冷之物还易致淤血滞留，可引起产后腹痛、产后恶露不尽等。如食坚硬之物，还易使牙齿松动疼痛。

月子里不宜急于服用人参

有的产妈妈产后急于服用人参，想补一补身子、其实产妈妈急于用人参补身子是有害无益的。

人参含有多种有效成分，这些成分能对人体产生广泛的兴奋作用，服用者会出现失眠、烦躁、心神不安等不良反应，产妈妈刚生完孩子，精力和体力消耗很大，需要卧床休息，如果此时服用人参，反而会兴奋得难以安睡，影响精力的恢复。

人参是补元气的药物，如果服用过多，会加速血液循环，促进血液的流动，这对刚刚生完孩子的产妈妈十分不利，产妈妈分娩后，内外生殖器的血管多有损伤，如果服用人参，就可能影响受损血管的愈合，造成流血不止，甚至大出血。

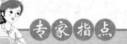

专家指点

产妈妈在生完孩子的一周内，不要服用人参。分娩7天以后，产妈妈的伤口已经基本愈合，此时服点人参有助于产妈妈的体力恢复，但不宜服用过多。人参属热性药物，如果服用人参过多，还会导致产妈妈上火或引起婴儿食热。

月子里为什么不宜吃过多的鸡蛋

有的产妈妈为了加强营养，分娩后和坐月子期间，常以多吃鸡蛋来滋补身体的亏损，甚至把鸡蛋当成主食来吃。吃鸡蛋并非越多越好，吃鸡蛋过多是有害的。

医学研究表明，分娩后数小时内，最好不要吃鸡蛋。因为在分娩过程中，体力消耗大，出汗多，体液不足，消化能力也随之下降。若分娩后立即吃鸡蛋，就难以消化，增加胃肠负担。分娩后数小时内，应吃半流质或流质饮食为宜。在整个月子期间，根据国家对孕、产妈妈营养标准规定，每天需要蛋白质100克左右，因此每天吃鸡蛋2~3个就足够了。研究还表明，一个产妈妈或普通人，每天吃十几个鸡蛋与每天吃3个鸡蛋，身体所吸收的营养是一样的，吃多了并没有好处，而是增加肠胃负担，甚至容易引起胃病。

月子期间能吃水果吗

我国流传着产后不能吃生冷，不能吃咸、酸等食物的习惯，所以有许多产妈妈怕这怕那，产后很多东西不敢吃。其实，产妈妈刚生完孩子，身体虚弱，消化能力差，宜吃些富于营养、容易消化、清淡的饮食，以后可逐渐增加进食量和进食花样，由少到多，以身体能适应为宜。产后多吃些水果，可以补充所需要的维生素及矿物质，还可以防止便秘。吃水果时要注意清洁，清洗或去皮后再吃，以免发生腹泻。还要注意不要太凉，如果水果刚从冰箱里拿出来，要在室温下放一会儿再吃，有的产妈妈还怕凉，可切成块，用开水烫一下再吃，也可加些糖，最好不要煮沸，以免破坏水果中的维生素。

产妈妈如何补铁

产妈妈分娩后气血亏损，体质虚弱，面色苍白，有的可出现贫血。因此，分娩后的妇女膳食调理要有侧重，除了吃些鸡肉、猪肉、牛肉、鸡蛋外，在1～3个月内要多吃些富含铁的食物，如猪血、黑木耳、大枣等。

（1）猪血　猪血中含有人体不可缺少的无机盐，特别是铁含量丰富，每100克中含铁45毫克。因此，妇女分娩后膳食中要常有猪血，既防治缺铁性贫血，又增补营养，对身体大有益处。

（2）黑木耳　黑木耳含有蛋白质、糖，尤其富含钙、磷、铁，每100克生黑木耳含铁100毫克，每100克干黑木耳含铁185毫克，是猪肝含铁量的7倍。

（3）红枣　红枣味甘温，具有养血安神、补中益气之功。红枣的营养价值颇高，虽然含铁量不高，但是它含有大量的维生素C和A，每100克红枣含维生素C 500毫克，而缺铁性贫血患者往往伴有维生素C缺乏。所以，产妈妈在吃含铁的食物的同时，还要吃富含维生素C的食物，红枣正是最佳补品。

月子里忌用鹿茸

鹿茸具有益精养血、补肾壮阳的功效，对于子宫虚冷、不孕等妇科阳虚病症具有较好的作用。因此，很多人认为如果在产后服用鹿茸对新妈妈身体的尽快康复会有利。但新妈妈在产后容易阴血不足、阴虚亏损、阳气偏旺，如果服用鹿茸会导致阳气更旺，阴气更损，造成血不循经等阴道不规则流血症状。

新妈妈不宜服用鹿茸，如果产后身体虚弱，可以在中医指导下服用一些适宜的药膳或保健品调理体质。

七种食物帮助产后妈妈催乳

（1）黑芝麻　黑芝麻具有益精血、补肝肾、润肠燥的功效。黑芝麻在《神农本草经》里被列为上品，被认为能"主伤中，虚羸，补五内，益气力，长肌肉，填脑髓"，"久服，轻身不老"。《本草备要》称能"补肝肾，五脏，滑肠"，"明耳目，乌须发，利大小肠，逐风湿气。"黑芝麻含有大量的蛋白质和脂肪，维生素 A、维生素 E、糖类、卵磷脂、铁、钙、铬等营养成分。黑芝麻含有的多种人体必需的氨基酸在维生素 B_1、维生素 E 的作用参与下，能加速人体的代谢功能；黑芝麻中的维生素 E 和铁是活化脑细胞、预防贫血、消除血管胆固醇的重要成分；黑芝麻含有的脂肪大多为不饱和脂肪酸，有延年益寿的作用；黑芝麻含有的卵磷脂是胆汁中的成分之一，如果胆汁中的胆固醇过高及与胆汁中的胆酸、卵磷脂的比例失调，均会沉积而形成胆结石，卵磷脂可以分解、降低胆固醇，所以卵磷脂能够防止胆结石的形成。

凡耳鸣、头痛、肝肾不足、虚风眩晕、须发早白、大便秘结、病后虚弱、血虚风痹麻木、新妈妈奶水不足等症，若常吃黑芝麻，大有裨益。

（2）花生 花生可用于水肿、脾虚反胃、女性白带、贫血及各种出血症及干咳久咳、肺燥咳嗽、产后催乳等病症。

（3）丝瓜 丝瓜络是一种中药材，又称丝瓜壳、丝瓜网、丝瓜筋、瓜络等，就是在丝瓜成熟发黄干枯后摘下，除去外皮及果肉、种子，洗净晒干，即为丝瓜络。

丝瓜络多呈长圆筒形或长菱形，是丝状交织而成。丝瓜络性寒、味甘，有通行经络和凉血解毒的作用，可治经络不通、气血阻滞等症；如果新妈妈出现乳腺炎症，乳汁分泌不畅，发奶时有肿块时，将丝瓜络放在高汤内炖煮，可以起到开胃化痰、催乳和通调乳房气血的功效；将丝瓜与猪蹄、鲫鱼、腰花煨汤，新妈妈喝下后会发现乳汁分泌旺盛，其实这主要还是高汤的作用，单纯将丝瓜煨汤是不能达到催乳的效果的；但是如果将丝瓜络和肉汤炖煮，就能够起到催乳的作用。

（4）金针菜 金针菜又叫萱草花，另外还有黄花菜等别称，是萱草上的花蕾部分。它是一种多年生宿根野生草本植物，喜欢生长在背阴潮湿的地方，根呈块状。其营养成分十分丰富，每100克干品含蛋白质

14.1克，这个含量几乎与肉类相近。此外，金针菜中还含有大量的维生素 B_1、维生素 B_2 等。由于金针菜营养丰富，因此有较多的食疗价值，中医学认为它有利湿热、利尿、止血、宽胸、下乳的功效。用金针菜炖瘦猪肉食用，对治产后乳汁不下非常有效。

（5）茭白　传说中说武则天产后少乳，又有口腔溃疡、大便秘结的症状，但是她害怕吃苦药。当时一位对食疗造诣很深的学者孟诜献了一张食疗处方——茭白泥鳅豆腐羹加醋调服，竟奏奇效。

茭白作为蔬菜食用，鲜嫩爽口，口感甘美。在水乡泽国的江南一带，与莼菜、鲜鱼并列为江南三大名菜。不仅好吃、营养丰富，而且含有蛋白质、碳水化合物、维生素 B_1、维生素 B_2、维生素 C 以及多种矿物质。茭白性味甘冷，有防烦渴、解热毒、利二便和催乳功效。多用茭白、猪蹄、通草（或山海螺），同煮食用，有着较好的催乳作用。

由于茭白性冷，新妈妈如果大便不实、脾胃虚寒，就不应该多食。另茭白含难溶性草酸钙较多，尿路结石患者也应注意不要吃得太多。

（6）莴笋　莴笋分茎用和叶用两种，茎用莴笋则称"莴笋"，叶用莴笋又名"生菜"，都具有各种丰富的营养素。除了铁质外，其他所有营养成分均是叶子比茎的含量高，所以，食用莴笋时，最好不要将叶子弃而不食。

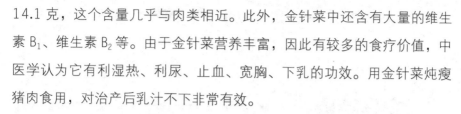

莴笋性味苦寒，有通乳之功效，如果新妈妈乳少时可用莴笋烧猪蹄食用。这种食法不仅清香可口，减少油腻，而且比单用猪蹄催乳的效果要更佳。

（7）豌豆　豌豆又称青小豆，性味甘平，富含磷，每百克约含磷

400 毫克。豌豆有生津液、利小便、止泻痢、解疮毒、通乳之功效。青豌豆煮熟淡食或用豌豆苗捣烂榨汁服用，都可以通乳。

温馨提示

　　豆腐有生津润燥、益气和中、清热解毒之功效，也是一种催乳的食物，以红糖、豆腐、猪蹄加水煮服，即可以帮助新妈妈生乳。

第三章
产妈妈滋补食谱

产妈妈产后身体虚弱，又要下奶提供给宝宝。吃什么有利于妈妈和宝宝呢？我们专门精选了一些滋补和催乳食谱，供产妈妈和伺候产妈妈的朋友们参考。

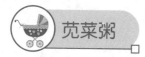

苋菜粥

【原料】红苋菜 50 克，糯米 60 克。

【制作】把苋菜用水煎，取汁和糯米一起熬粥。

【功效】空腹食用，可清热，补血补钙。

百合小米粥

【原料】干百合 20 克，干银耳 20 克，红枣 5 枚，花生 30 克，小米 50 克，冰糖适量。

【制作】先将银耳放入水中泡发后去杂质，洗净后沥水备用，再洗百合、红枣、花生，洗干净之后并用清水浸泡两小时。将准备好的花生、小米、百合，一起放入锅中用文火煮，煮的时候，可以适当的多放点水，这样熬出来的粥更入口，也适合产妈妈吃。等到粥熟的时候放入银耳、红枣，继续煮十分钟，加入冰糖就可出锅了。

【功效】补血补气，利于产妈妈身体恢复。

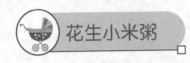

花生小米粥

【原料】小米 80 克，花生仁 50 克，赤豆 30 克，桂花糖、冰糖各适量。

【制作】先将小米、赤豆、花生仁去皮之后浸泡 4 个小时。看到花生仁、赤豆有发胀的感觉之后捞出沥干，再加入清水用小火煮半个小时，接着再将小米一起放进去煮烂，因为小米比花生、赤豆都容易煮烂，所以千万要先将花生仁、赤豆放进去煮，等到粥稠了之后，就可加入桂花糖调味了。

【功效】对于产后虚弱者是一种良好的补益食品。

山药小米粥

【原料】山药 50 克，小米 100 克，白糖适量。

【制作】将买回来的山药洗干净并切成小块，然后和小米一起放入锅中煮，熟之后加入适量的白糖就可以了。

【功效】对于正在哺乳期的产妈妈来说吃山药小米粥不仅可以补气，而且还能预防孩子消化不良等问题。

红糖小米粥

【原料】小米 50 克，红枣 5 枚，桂圆、花生、赤豆、红糖各适量。

【制作】先将红枣、桂圆去核，赤豆、桂圆用水浸泡两个小时。然后将小米、红枣、桂圆、赤豆，一同放入锅中用文火慢慢地熬煮，粥稠之后加入红糖就可。

【功效】产妈妈多吃可促恶露的排出，并可补气血，实是药膳之中大补之品。

香菇猪肉小米粥

【原料】小米 80 克，香菇 80 克，猪瘦肉 50 克，猪骨汤、葱花、盐各适量。

【制作】先将香菇处理干净泡发之后，切成小粒，再将猪瘦肉切成丝之后加入小米一起用文火煮半个小时，粥稠加入猪肉汤、葱花、盐等调味即可。

【功效】营养丰富，养元补气。

南瓜薏米粥

【原料】米饭 1 碗，南瓜 100 克，鸡蛋 1 个，薏米 40 克，枸杞子 10 克，葱 1 根，猪肉汤 4 杯，盐半小匙。

【制作】①将原料洗净，葱切末，南瓜切片，氽烫后捞起，薏米于滚水中煮 30 分钟后捞出，鸡蛋取蛋清。②猪肉汤入锅，放南瓜片熬至入味后捞出，留汤汁，加米饭和薏米煮匀。③加盐调味，倒入蛋清搅匀，盛入碗中再排上南瓜片，最后撒枸杞子与葱。

【功效】有消炎止痛、降低血压的作用。

莲藕麦片粥

【原料】大米 90 克，麦片 20 克，莲藕 100 克，猪里脊肉 50 克，胡萝卜 30 克，盐 1 小匙。

【制作】①把原料洗净。莲藕切片，胡萝卜切丝，猪里脊肉切丝。②大米放入锅中，加水煮开，再加麦片和莲藕片，大火煮滚后转小火，煮至浓稠状。③加入胡萝卜丝和里脊肉丝煮熟，再加盐调味。

【功效】有消除疲劳、增强体力的作用。

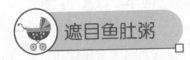 遮目鱼肚粥

【原料】遮目鱼肚2个（每个约90克），大米90克，姜4片，芹菜1根，米酒2小匙，盐1小匙，油酥葱1小匙。

【制作】①原料洗净。遮目鱼肚对半切开，姜片切丝，芹菜切末，大米加水浸泡半小时。②大米连水倒进锅中煮成粥状，加入鱼肚和米酒，煮至鱼肉变色。③加入姜丝和盐调味，再撒上芹菜末和油酥葱。

【功效】有修复伤口、强健牙齿的作用。

 甘薯粥

【原料】大米90克，甘薯100克。

【制作】① 大米洗净，放入清水中浸泡20分钟。甘薯去皮，洗净，切块备用。②大米连水倒进锅中煮滚，再加入甘薯块，煮至稠糊即可。

【功效】有清淡爽口、排除体内废物的作用。

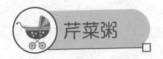 芹菜粥

【原料】大米90克，芹菜3根，盐适量。

【制作】①大米用水浸泡30分钟。芹菜去根，切段。②捞起大米放入锅中，加水，大火煮滚后转小火慢熬。③米熟且成糊后放入芹菜滚煮，最后加盐调匀。

【功效】有清热健胃、利尿解毒的作用。

 ## 玫瑰红枣补血粥

【原料】黑米 50 克，白米 50 克，红糖 10 克，红枣 5 枚，药用玫瑰 10 朵。

【制作】①将黑米白米按 1:1 的比例，洗净，加水浸泡一夜。②将米倒入电饭锅中，加开水熬煮，一定要一次把水加足。③等待粥煮开时，将红枣洗净去核，切成丁，药用玫瑰花去蒂，将花瓣分开，备用。④粥煮开后，将红枣加入一同熬煮，至米粒涨开，煮至黏稠时，将红糖放入，溶化，起锅前将药用玫瑰花瓣撒入，搅拌均匀就好啦。

【功效】①玫瑰：调理月经、祛斑防皱、治疗便秘、美容养颜。②红枣：健脾益胃、补气养血、养血安神、缓和药性，红枣是补气养血的佳品，同时又物美价廉，我们无须购买昂贵的补品，善用红枣即可达到养生保健的功效。③黑米：黑米具有滋阴补肾、健脾暖肝、补益脾胃、益气活血、养肝明目等疗效。经常食用黑米，有利于防治头昏、目眩、贫血、白发、眼疾、脾胃虚弱等症。④红糖：具有益气补血、健脾暖胃、缓中止痛、活血化瘀的作用。红糖不失为女性最好的美容养颜佳品。

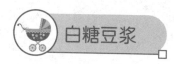 ## 白糖豆浆

【原料】黄豆 100 克，白糖 50 克。

【制作】①将黄豆洗干净，浸泡7小时（夏季4小时），捞出用清水洗净，沥尽水，用石磨或用多功能食品加工机磨成细浆，放入干净布袋内，向袋内加适量清水，将袋口扎紧。②备一干净盆，将盆垫高，使盆向前倾斜，浆袋放入盆内，用手有节奏地轻揉，使浆液不停地流出，揉至袋内只剩渣滓为止。③将锅洗净，倒入豆汁，放在火上煮开，加入白糖搅动，稍煮一会儿即可食用。

【功效】益气益血、健脾宽中、下气利肠、润燥消水，对于产后有很好的补益之功，对于气血虚弱、消化不良、产后水肿、小便不利亦有治疗作用。因其含蛋白质较高，故对于产后虚弱者是一种良好的补益食品。

生化汤粥

【原料】当归、桃仁各15克，川芎6克，黑姜10克，甘草3克，粳米80克，红糖适量。

【制作】①先将上药煎煮，取汁去渣。 ②再同淘洗干净的粳米煮为稀粥。调入红糖即可。

【功效】活血散寒，祛瘀止血。适用于产后瘀阻腹痛，拒按，恶露不净，滞涩不畅，色黯有块，或见面色青白，四肢不温。

温馨提示

生化汤粥适用于由产后血虚寒凝、瘀血内阻所致的产后小腹冷痛。妇人产后，血亏气弱，寒邪极易乘虚而入，寒凝血瘀，故恶露不行；瘀阻胞宫，不通则痛，故小腹冷痛。治宜活血养血，温经止痛。方中用当归补血活血，化瘀生新，行滞止痛，为君药。川芎活血行气，桃仁活血化瘀，均为臣药。黑姜入血散寒，温经止痛；粳米温通血脉以助药力，共为佐使。甘草、红糖和中散寒，调和诸药。

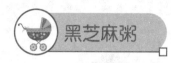

黑芝麻粥

【原料】黑芝麻 25 克，大米适量。

【制作】将黑芝麻捣碎、大米洗净，加水适量一同煮成粥。每日 2~3 次，或经常佐餐食用。

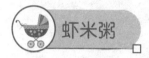

虾米粥

【原料】虾米 30 克，粳米 100 克。

【制作】粳米如常法加水煮粥，粥煮至半熟时，加入洗净的虾米，米汤稠时即可食用。

【功效】本粥营养丰富，含有蛋白质、脂肪、钙、磷、铁等多种营养素。中医认为，本粥补肾壮阳、益精通乳，产后乳汁分泌不足者宜经常食用。

花生通草粥

【原料】花生米 30 克，通草 8 克，王不留行 12 克，粳米 50 克，红糖适量。

【制作】先将通草、王不留行煎煮，去渣留汁；再将药汁、花生米、粳米一同入锅，加水熬煮；待花生米、粳米煮烂后，加入红糖即可食用。

【功效】通草性味甘淡凉，入肺胃经，能泻肺、利小便、下乳汁。王不留行是石竹科植物麦蓝菜的种子，性味苦平。二药合用治疗乳汁不足，疗效更佳。

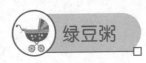

绿豆粥

【原料】绿豆 30 克，粳米 100 克。

【制作】①将绿豆、粳米淘洗干净。②把绿豆、粳米放入锅内，加水约 800 克，煮至米烂汁黏时即可离火食用。每日服食 1～2 次。

【功效】绿豆是一种非常好的解暑食品，能清热消暑、解毒消痛、利尿除湿，与粳米搭配，煮成粥，又可健脾益气、养血生津，确为夏季解暑佳品，且因本品并非过于寒凉，不会滞胃凉脾，是产后防暑、解暑佳品。

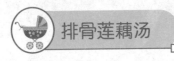

排骨莲藕汤

【原料】排骨 200 克，莲藕 150 克，盐 1 小勺，火麻油 1 小勺，姜少许。

【制作】①将原料准备好、切好、清洗干净。②把洗好的排骨放入锅中，倒入水，开火煮至血水出来。③将排骨捞出清洗干净。锅清洗干净后再将排骨放入。④将切好的莲藕也放入锅中，加入适量的水，开大火。⑤水开后，将准备好的姜加入，然后转小火炖一到两个小时。⑥出锅前，加入适量的盐、两滴麻油。

【功效】既有利于产妈妈恢复，也能防治产妈妈便秘。

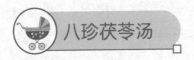

八珍茯苓汤

【原料】党参 10 克，白芍 8 克，茯苓 8 克，炙甘草 3 克，炒白术 5

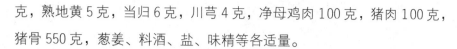

克，熟地黄5克，当归6克，川芎4克，净母鸡肉100克，猪肉100克，猪骨550克，葱姜、料酒、盐、味精等各适量。

【制作】①将原料中的8味药材用纱布袋包好；鸡肉洗净剁成小方块，猪骨剁碎，猪肉切成块备用。②将药袋、猪肉块、鸡肉块、碎猪骨一起放在锅内，加水后用大火烧开，加入姜片、料酒，改用小火炖至肉烂，放入葱姜、盐调味即可。

【功效】此汤能大补气血，适用于产后体质虚弱的产妈妈。

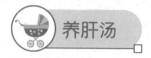

养肝汤

【原料】红枣7枚，红糖适量，水500毫升。

【制作】①红枣用刀切出数条纹路，放入大碗中。②将水加热冲入碗内，加盖泡2小时以上（夏天需放在冰箱保存）。③将碗放入锅中，隔水蒸30分钟。④将红枣挑出，放入红糖，即可食用。

【功效】养肝护肝，补血养气。

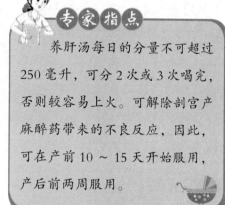

专家指点

养肝汤每日的分量不可超过250毫升，可分2次或3次喝完，否则较容易上火。可解除剖宫产麻醉药带来的不良反应，因此，可在产前10～15天开始服用，产后前两周服用。

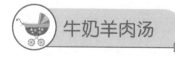

牛奶羊肉汤

【原料】羊肉200克，牛奶150克，山药100克，生姜、盐等各适量。

【制作】将羊肉洗净后切块，加生姜，小火炖3个小时，加山药片煮烂，再加入牛奶及盐，煮沸后喝汤，吃羊肉。

【功效】此汤有补虚益气，温中暖下的功效，常用于产后体虚出冷汗等病症的治疗。

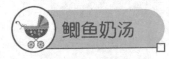

鲫鱼奶汤

【原料】鲫鱼 1 条，牛奶 50 毫升，葱、盐、黄酒等调味料各适量。

【制作】将鲫鱼去鳞及内脏后，洗净，下油锅略煎，再加葱、盐、黄酒、水适量共炖，汤至乳白色将好时，放入牛奶，煮开即可。

【功效】补益气血，健脾开胃，促进乳汁分泌，鲫鱼还有利尿消肿的作用，可促进产妈妈体内淤血的排出。

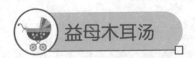

益母木耳汤

【原料】益母草 50 克，黑木耳 30 克，白糖 30 克。

【制作】①益母草用纱布包好，扎紧口；黑木耳水发后去蒂洗净，撕成碎片。②锅置火上，放入适量清水、药包、黑木耳，煎煮 30 分钟，取出益母草包，放入白糖，略煮即可。

【功效】益母草是妇科要药，产后能起到生新血去淤血的作用。木耳有凉血止血的作用。此汤能养阴清热、凉血止血。可用于防治产后血热、恶露不尽。症状为产后恶露过期不止，量多，色紫红，质黏稠，有臭味，面色潮红。

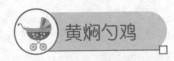

黄焖勺鸡

【原料】勺鸡 2 只。精盐、酱油、甜面酱、白糖、味精、八角茴香、淀粉、花椒油、葱末、姜末、植物油等各适量。

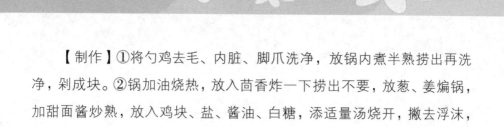

【制作】①将勺鸡去毛、内脏、脚爪洗净，放锅内煮半熟捞出再洗净，剁成块。②锅加油烧热，放入茴香炸一下捞出不要，放葱、姜煸锅，加甜面酱炒熟，放入鸡块、盐、酱油、白糖，添适量汤烧开，撇去浮沫，盖上盖，慢火炖至肉烂汤浓时，用湿淀粉勾芡，淋花椒油，出锅装盘即可。

【功效】黄焖勺鸡可为人体提供丰富的蛋白质、脂肪、矿物质等多种营养成分。食之可以健脾胃，滋补肝肾，祛病强身。

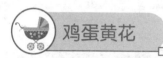

鸡蛋黄花

【原料】鸡蛋 3 个，黄花、白菜心各 10 克，海带、木耳各 5 克，酱油 3 克，淀粉 3 克，精盐 2 克，味精 1 克，猪肉汤 350 克。

【制作】①将海带泡好洗净后切丝。②黄花拣择洗净后切段。③木耳泡发、洗净。④鸡蛋打入碗中搅拌均匀。⑤锅内加猪肉汤烧开，放入味精及海带、黄花、木耳、白菜心，烧开后再冲入鸡蛋，再烧片刻后用淀粉勾芡即成。

【功效】养肝明目，滋补阴血，生精下乳。本品营养全面，补益之功较为平和，并有保持大便通畅作用，产妈妈食之，既有补益，又可润肠。

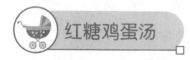

红糖鸡蛋汤

【原料】鸡血藤 30 克，鸡蛋 2 个，红糖适量。

【制作】①鸡蛋洗净，放入锅中，加适量清水、鸡血藤煮至蛋熟，捞出。②鸡蛋熟后去壳，放回锅中，再煮至汤浓时，加入红糖溶化即可。

【功效】鸡血藤味苦微甘，性温，有补血活血、舒筋通络的作用。鸡蛋能滋阴润燥、养血安神。红糖温中补虚，缓急止痛，活血化瘀。此汤具有活血补血、舒筋活络的作用。可用于防治产后淤血、血虚所致肢体疼痛。

豆腐骨头汤

【原料】猪排骨 350 克，豆腐皮 50 克，火腿肉 25 克，水发冬菇 20 克，熟猪油、食盐、葱、姜等适量。

【制作】将豆腐皮撕碎，洒上少许温水润湿；猪排骨洗净切段，放开水中汆一下，备用；将火腿肉切成末，冬菇切成丝。把锅置火上，放入熟猪油烧热，下葱花和姜末炝锅，倒入汆好的排骨加水煮沸，放入冬菇丝、盐等，再煮约 15 分钟，放入豆腐皮，撒上火腿末即成。

【功效】具有活血补血、舒筋活络的作用。用于防治产后淤血、血虚所致肢体疼痛。

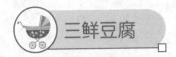

三鲜豆腐

【原料】豆腐 500 克，水发海参、鸡蛋清各 20 克，虾仁 100 克，冬笋 50 克，鸡蛋 35 克，香菜 25 克，面粉 15 克，葱花、姜丝、精盐各 3 克，香油 5 克，酱油 15 克，花生油 50 克，鸡汤 200 克，太白粉 10 克。

【制作】①将海参、冬笋拣好，洗净，切成蚕豆丁大小，用开水汆过，放入碗中。②将虾仁洗净，切丁，用适量蛋白、太白粉及适量精盐拌好，用温油滑透，捞出待用。③将豆腐切成 7 厘米长、3 厘米宽、1.5 厘米厚的长方块，用热油炸成金黄色后捞出，从其上面各取一薄片，下面的一片揪成桶状，然后将海参、冬笋及虾仁丁加入适量精盐、味精、姜末、香油拌匀，分别填入豆腐内，再用掺入蛋黄的少许面粉抹在切下的豆腐片上，将豆腐盖封好，上笼蒸10分钟后取出，滤出汤汁，排入盘中。④在炒锅中加入鸡汤、调味料，煮沸加入太白粉勾成薄芡，淋在豆腐上，加入香油，撒上事先切好的香菜即可食用。

专家指点

豆腐具有补养气血、生津去燥、宽中理气、清热解毒、壮骨生精等功效。由于豆腐含蛋白高，对于产后身体康复极为有利，对于剖宫产者既可补充营养，又因其清热解毒之功而可预防感染，对于产妈妈气血两虚、津枯便秘、中焦气滞、肝热胃火所引起的干眼病、牙龈肿痛等有治疗作用。

鸡蛋豆腐

【原料】鸡蛋3个，嫩豆腐150克，精盐5克，葱末2.5克，食用油75克。

【制作】①将鸡蛋放入碗内，搅拌均匀，加入精盐、葱末及豆腐，再搅拌均匀。②锅放炉火上，放入食用油烧热，加入调好的鸡蛋，炒至鸡蛋凝固即成。

【功效】具有养血益气、生津润燥、清热解毒的作用。其蛋白质含量丰富，有利于母体恢复，并可预防产后感染，对于胃火所致的牙龈肿痛等有治疗作用。含钙、磷较高，有利骨质坚硬；含维生素A高，有补益肝血作用，可防治视力减退。

什锦豆腐

【原料】豆腐200克，瘦猪肉、火腿、笋尖各25克，虾子265克，鸡肉50克，干冬菇5克，干虾米10克，猪油5克，葱花、姜末、料酒各25克，酱油15克，肉汤100克，味精1克。

【制作】①将冬菇用水发好，和猪肉、鸡肉、笋尖、火腿一起均切成片。②将豆腐蒸一下，取出后切成方块。③将油放入锅中上火，待锅热，把姜末、虾子放入锅中炒一下，之后立即放入蒸好的豆腐和切好的肉片、鸡片、火腿片、笋片及虾米，略煮一会儿，倒入酱油、料酒略炒，加入肉汤待烧开后倒入砂锅内，放在小火上煮约十余分钟，再加入味精，即可上桌。

【功效】具有补气生血、健胃益肺、润肤护肤、养肝健胃等功效。能促进产妈妈身体康复，对患有贫血（含铁量高）、各种出血症、结核病、软骨病、肝炎、肾炎、营养不良、食欲缺乏、舌炎、癞皮病的产妈妈及乳母更为适宜。

皮蛋瘦肉粥

【原料】白米150克，猪瘦肉250克，水发腐竹50克，皮蛋2个，麦片30克，食用油40克，精盐15克，味精3克。

【制作】①将瘦肉切成两块，用精盐10克分别在肉块上涂匀，放入冰箱腌渍一夜，成为瘦咸肉。②腐竹洗净、切粒。③皮蛋去壳洗净，切成数块。④白米洗净，用精盐5克，食用油20克拌匀，成为油盐米。⑤将清水（2000克）放入锅内烧沸，倒入油盐米、腐竹粒，并稍加拌匀，煮15分钟，放入洗净的咸瘦肉、一个皮蛋、麦片及剩下的食用油，继续煮10分钟后改用小火再煮30分钟，视粥呈乳糊状时即可离火，瘦肉捞起，撕成肉丝，并与剩下的皮蛋粒一起放入粥内，煮沸片刻，即可放入精盐及味精调味。

【功效】具有益气养阴、养血生津、益精髓、补脏腑、解暑热等作用。

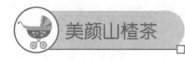

美颜山楂茶

【原料】干山楂 30 克，红糖适量，水 500 毫升。

【制作】①将干山楂放入水中煮开，转小火 10 ~ 15 分钟。②加入适量红糖调味，煮开后即可。

【功效】山楂健胃，可助消化，生津止渴，消食减脂，并能减轻子宫收缩引起的疼痛。注意：煮的时间不宜太久，避免汤水过酸。若放入冰箱中保存，必须加温后才能饮用。

生炒糯米

【原料】糯米 500 克，赤豆、龙眼肉各 25 克，红枣 15 枚，白糖 150 克，猪油 50 克。

【制作】①将赤豆、龙眼肉、红枣（去核）洗净。②将糯米洗净，沥干水分。③炒锅置于火上，放入猪油烧至四成热时，将糯米倒入翻炒至黄色，再加入赤豆、龙眼肉、红枣和白糖，翻炒均匀，加适量清水，大火煮沸，再翻炒至水与米持平，最后用筷子在饭上扎几个洞，用小火焖 30 分钟即可食用。

【功效】此饭补中益气，助消化，可用于治疗妇女产后贫血，尤其适于产后调理滋补。

松子仁粥

【原料】松子仁 30 克，粳米 100 克，精盐少许。

【制作】①将松子仁打破，取洁白者洗净，沥干水，研烂如膏，待用。②把煮锅中加清水适量，放入松子膏及粳米，置于火上煮，烧开后改用中小火煮至米烂汁黏时，放入少许精盐调味，即可食用。每日可食用 1 ～ 2 次。

【功效】此粥可润肠增液，滑肠通便，对妇女产后便秘有较好的疗效。

山楂小米粥

【原料】山楂 20 个，小米 100 克，红糖 30 克。

【制作】挑选不酸的山楂，先略炒一下，与小米一起熬成粥汤，加红糖调味。

【功效】可活血祛瘀，止痛，有助产后淤血消除。

肉末蒸蛋

【原料】鸡蛋 3 个，猪肉 50 克，葱末、太白粉各 5 克，酱油 10 克，精盐 2 克，食用油 25 克。

【制作】①将鸡蛋打入碗内搅散，放入精盐、味精、清水（适量）搅匀，上笼蒸熟。②选用三成肥、七成瘦的猪肉剁成末。③锅放炉火上，放入食用油烧热，放入肉末，炒至松散出油时，加入葱末、酱油、味精及水（适量），将太白粉用水调匀勾芡后，浇在蒸好的鸡蛋上面即成。

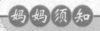

妈妈须知

鸡蛋及猪肉均有良好的养血生精、长肌壮体、补益脏腑之效，尤其是维生素 A 含量高，除对产妈妈有良好的滋补之效外，对维生素 A 缺乏症也有很好的治疗作用。

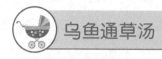

乌鱼通草汤

【原料】乌鱼（又称黑鱼）1 条（约 300 克），通草 3 克，葱、盐、料酒等各适量。

【制作】将乌鱼去鳞及内脏，洗净，将通草和葱、盐、料酒、水适量一起下锅炖熟即可。

【功效】通草味甘、淡，有清热利湿，通经下乳的功效，是常见的通乳食材，可在中药铺买到；乌鱼富含优质蛋白，并具有促进伤口愈合的作用，适合身体未完全复原的产妈妈吃。

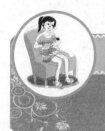

第四章
产妈妈催乳食谱

　　母乳不足，新妈妈往往心急如焚。当母乳分泌达不到小儿需求时，专业人士通过科学的饮食方法，刺激母乳量的分泌，这样的食谱就叫催乳食谱。一般而言，哺乳期的妈妈所需热能和营养高于普通成年人，所以需要比平时更多的餐次和更全面的营养。哺乳的妈妈每天应多喝些汤水，最好每餐都有汤或粥，以便促使身体分泌更多的乳汁。

 蜜果猪蹄汤

　　【原料】猪蹄一只（500克），无花果80克。

　　【制作】将无花果、猪蹄洗净，放在锅中，加入适量的清水，用小火炖至烂熟，加少量的盐调味即可。

　　【功效】此汤有补气血、下乳汁的功效，适用于产后气血不足、乳汁不足的产妈妈食用。

 红豆红枣汤

　　【原料】红豆80克，红枣50克，枸杞20克，姜10克。

　　【制作】①将红豆洗净，浸泡一段时间，再重洗一遍。②将红枣、枸杞洗净，稍稍浸泡后再

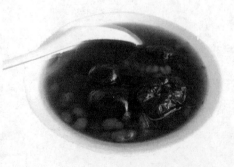

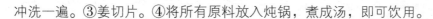

冲洗一遍。③姜切片。④将所有原料放入炖锅，煮成汤，即可饮用。

【功效】红豆大补汤能够有效补血健胃，而且可促进乳汁的分泌，给产后妈妈全面的营养。

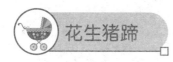

花生猪蹄

【原料】猪蹄350克，花生100克，盐、味精、料酒、姜片、葱段各少许。

【制作】将猪蹄放锅内，加水烧开，撇去浮沫，放入花生、葱段、姜片、料酒，用小火连续煮2~3小时，直至汤汁呈乳白色，加盐搅匀即成。

【功效】此汤含有丰富的优质蛋白质、脂肪、钙、磷、铁、锌等矿物质和多种维生素，是产妈妈下奶佳品。

蛋奶布丁

【原料】鲜牛奶250克，白糖125克，鸡蛋135克。

【制作】①将牛奶分为两份，一份与白糖混合，放在小火上慢慢加热使白糖溶化。②布丁模可用上大下小的瓷茶杯代替，洗净擦干，涂一层薄油备用。③锅中加水15克，糖50克，小火慢熬至金黄色后，趁热倒入布丁模内，垫住布丁模的底层（约2厘米厚）。④鸡蛋打入碗内搅拌均匀，先加冷牛奶搅拌，再倒入加糖溶化的热牛奶搅匀，然后用细筛（或干净纱布）过滤即成蛋奶。⑤将蛋奶浆倒入布丁模内（装至八分满），入笼微火炖约20分钟，至蛋浆中心熟透即可出笼，冷却后覆于小玻璃（或小茶碟）上即可食用。

【功效】有养血生精、滋阴养肝、补益脏腑、清热生津、下乳催乳的作用，产后妇女及乳母食用后，能促进母体恢复及乳汁分泌，是哺乳期妈妈的较好食品。

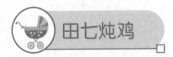

田七炖鸡

【原料】鲜鸡肉200克（去鸡皮），田七5克，红枣4粒，姜1片，盐少许。

【制作】红枣用清水浸软，洗净去核，待用。田七切薄片，用水略冲洗，待用。鸡肉洗净，沥干水分待用。把所有原料同放入一个小型炖盅内，注入适量开水至八成满，以大火隔水炖约2小时，加入调味料，取出，即可趁热饮用。

【功效】有补气血、催乳的功效。

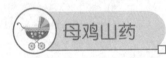

母鸡山药

【原料】母鸡1只（1.5千克），黄酒50克，黄芪30克，党参15克，山药15克，红枣15克。

【制作】将母鸡宰杀，洗净；将黄芪、党参、山药、红枣置入鸡肚，在药上浇黄酒，隔水蒸熟。1~2天内吃完。

【功效】可用于脾胃虚弱少乳者。

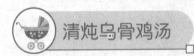

清炖乌骨鸡汤

【原料】乌骨鸡肉200克，党参15克，黄芪25克，枸杞子15克，葱、姜、盐、酒各适量。

【制作】将鸡肉洗净切碎，与葱、姜、盐、酒拌匀，再浇上用党参、黄芪、枸杞子熬制的中药汤，放入蒸笼隔水蒸20分钟即可。

【功效】主治产后虚弱，乳汁不足。

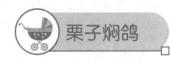
栗子焖鸽

【原料】鲜乳鸽 1 只，栗子 150 克，冬菇 6 只，姜 1 片，干葱 1 段，磨豉酱 1 茶匙。调料：姜汁、酒各 1 茶匙，盐小半茶匙，胡椒粉少许，猪肉汤 1 杯多些，生抽大半汤匙，糖半茶匙，麻油、胡椒粉少许。

【制作】鲜乳鸽宰杀洗净，用部分调味料搽匀鸽身内外，腌约 15 分钟，待用。栗子去壳去皮后，洗净，用滚水煮至七成熟，捞出，沥干水分待用。浸软花菇，去蒂，洗净，沥干水分，待用。烧热 3 汤匙油，把鸽略煎，然后爆香干葱、姜片及磨豉酱，洒入酒，加入剩余的调味料，煮滚，加入花菇及栗子，文火焖约 20 分钟至材料熟，汁料收干至浓，上碟，即可趁热供食。

【功效】有滋阴养肝、补益脏腑、清热生津、下乳催乳的作用。产后妇女食用能促进母体恢复及乳汁分泌。

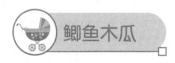
乳鸽银耳

【原料】乳鸽 1 只（300 克），银耳 10 克，瘦肉 150 克，蜜枣 3 个。

【制作】①将乳鸽宰杀洗净，切去脚，与瘦肉同放入滚水中煮 5 分钟，取出过冷后，再洗净。②银耳用清水浸至膨胀，放入滚水中煮 3 分钟，取出洗净。③把适量清水煲滚，放入乳鸽、瘦肉和蜜枣煲约 2 小时，放入银耳再煲半小时，下盐调味。

【功效】有补气血、下乳汁的功效。

鲫鱼木瓜

【原料】鲫鱼 1 条（约 300 克），木瓜 100 克，红枣 10 枚，姜片、料酒、盐、味精各适量。

【制作】①将鲫鱼刮鳞去腮，开膛去内脏，清洗干净。②木瓜去皮切成块，红枣去核，冲洗干净。③锅内倒油烧热，放入姜片煸香，加入鲫鱼稍微煎一下，去腥。④另起锅加油烧热，加入水烧开后放入鲫鱼、木瓜、红枣、料酒，烧开后用小火煲两个小时，加盐、味精调味即可。

【功效】有补益气血，健脾开胃，促进乳汁分泌的作用，鲫鱼还有利尿、消肿的作用，可促进产妈妈身体早日恢复。

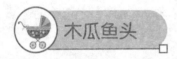

木瓜鱼头

【原料】鱼头100克，木瓜100克，红枣50克，姜丝、料酒、枸杞、龙眼干各适量。

【制作】①锅放油，爆姜丝，然后让鱼头过油，这样可以去掉鱼的腥味。②接着，把过了油的鱼头放进砂锅里面，再放入准备好的木瓜、红枣、桂圆、枸杞。③然后，猛火煮沸，这时，记得再放入料酒，能使鱼的味道挥发出来。盖上锅盖，转为慢火，炖上一个小时即可。

【功效】能促进母体恢复及乳汁分泌。

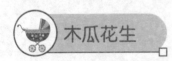

木瓜花生

【原料】木瓜750克，花生150克，大枣5粒，红片糖2/3块。

【制作】①木瓜去皮、去核、切块。②将木瓜、花生、大枣和8碗水放入煲内，放入红片糖，待水滚后改用文火煲2小时即可饮用。

【功效】对增加乳汁有显著效果。

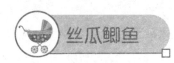

丝瓜鲫鱼

【原料】活鲫鱼 500 克，黄酒 15 克，丝瓜 200 克，姜、葱各适量。

【制作】①鲫鱼 500 克，洗净、背上剖十字花刀。②放入油锅略煎两面后，烹入黄酒，加清水、姜、葱等，小火焖炖 20 分钟。③丝瓜 200 克，洗净切片，投入鱼汤，旺火煮至汤呈乳白色后加盐，3 分钟后即可起锅。

【功效】具有益气健脾、清热解毒、催乳之功。

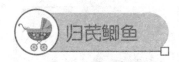

归芪鲫鱼

【原料】鲫鱼 1 条（约 300 克），当归 10 克，黄芪 15 克。

【制作】将鲫鱼洗净，去内脏和鱼鳞，与当归、黄芪同煮至熟即可。饮汤食鱼，每日服 1 剂。

【功效】鲫鱼汤味美，营养丰富，可补阴血，通血脉，消积滞，通络下乳。加当归、黄芪益气养血，为民间常用的催乳方。

冬瓜鲫鱼

【原料】鲫鱼 300 克，冬瓜 100 克，葱、姜、盐适量。

【制作】①将鲫鱼宰杀洗净；将葱姜改刀、冬瓜切小片。②鱼下冷水锅，大火烧开，加葱姜，后改小火慢炖。③当汤汁颜色呈奶白色时下入冬瓜，并用盐调味，稍煮即可。

【功效】鲫鱼汤是补气血、通乳汁的传统食疗方，也可以用鲤鱼、鲢鱼替代。冬瓜具有利水作用，同样利于乳汁分泌。需要注意的是不能过咸，不然会使体内潴留水分。也不可只饮鲜汤而不食鱼肉。鱼肉中的蛋白质是乳汁分泌所必需的营养物质。

鲫鱼汤

【原料】鲫鱼1条，王不留行10克，葱、盐、黄酒等调味料各适量。

【制作】将鲫鱼去鳞及内脏后，洗净，与通草加葱、盐、黄酒、水适量共炖熟即可。

【功效】有健脾开胃、活血通经、下乳消肿的功效。

专家指点

通草为五加科植物通脱木的茎髓，一般为白色细条状物，味甘、淡、性寒，有清热利湿、通经下乳的功效。中医常用于治疗小便不利、乳汁不通等病症，在中药房即可购买。

鲫鱼豆腐汤

【原料】鲫鱼1条（约250克），豆腐400克，黄酒5克，淀粉、葱花、姜片各3克，精盐2克，食用油30克。

【制作】①将豆腐切成5厘米厚的薄片，用盐沸水烫5分钟后沥干待用。②鲫鱼去鳞、肠杂，抹上酒，盐渍10分钟。③锅放炉火上，放入食用油，烧至5分钟，爆香姜片，将鱼两面煎黄，加水适量，用小火煮沸30分钟，放入豆腐片，调味后用淀粉勾薄芡，并撒上葱花即可。

【功效】鲫鱼又称喜头鱼，意思是生子有喜时食用。鲫鱼营养丰富，有良好的催乳作用，对产后身体恢复有很好的补益作用。配用豆腐，益气养血、健脾宽中，豆腐亦富有营养，含蛋白质较高，对孕妇产后康复及乳汁分泌有很好的促进作用。

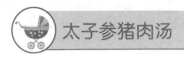

太子参猪肉汤

【原料】猪肉150克，太子参15克，黄芪25克，枸杞子15克，葱、姜、盐、酒适量。

【制作】将猪肉洗净切碎，与葱、姜、盐、酒等拌匀，加入党参、黄芪、枸杞子，隔水蒸20分钟即可。

【功效】主治产后虚弱，乳汁不足。

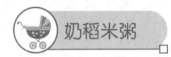

奶稻米粥

【原料】精选山东奶稻米300克，粉衣花生仁100克，红枣15枚，木瓜粉适量。

【制作】

方法一（小公鸡汤法）

用小公鸡肉350克，加水2000～2500毫升，不添加任何调料，放入锅内，加热30～50分钟熬成公鸡汤，把肉捞出来，取其汤然后将奶稻米、花生、红枣等放入锅中，加热20～40分钟熬成粥，分早、中、晚三次服用。备注：小公鸡为不到一年的公鸡。

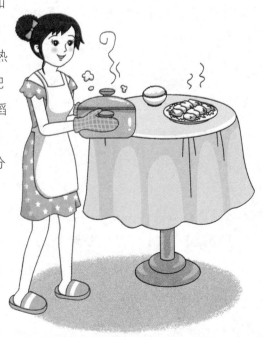

方法二（羊肉汤法）

用250克羊肉，加水2000～2500毫升，不添加任何调料，放入锅内，加热

30～50分钟熬成羊肉汤，把肉捞出来，取其汤将奶稻米、花生、红枣等放入锅中，加热20～40分钟熬成粥，分早、中、晚三次服用。

方法三（驴头下颚骨汤法）

把0.5～1千克驴头下颚骨头，加水2000～3000毫升放入锅内，加热30～50分钟熬出汤。把驴头下颚骨头捞出来，取其汤加入奶稻米、花生、红枣等，加热20～40分钟熬成粥，分早、中、晚三次服用。

【功效】营养丰富，可补阴血，通血脉，消积滞，通络下乳。

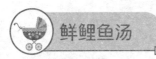

鲜鲤鱼汤

【原料】鲤鱼1条（约750克），盐、姜片各适量。

【制作】将鲤鱼洗净，去鳃及内脏，用沸水焯过。砂锅内注水烧开，放入鱼、姜片及盐少许。用小火煮15～20分钟，至鱼熟即可。

【功效】鲤鱼含丰富蛋白质、脂肪、铁、钙及维生素A、B族维生素等营养成分，具有可以益气健脾、清热解毒、滋养开胃的作用。对于哺乳期的妈妈来说，鲤鱼汤热量低，可以帮助促进乳汁分泌，是常用的下乳食品。

当归羊肉汤

【原料】羊肉400克，当归20克，生姜片、盐、料酒各适量。

【制作】把当归洗净，切成片，羊肉剔去筋膜，剁成小块放入沸水中焯去血水，在砂锅中加入适量清水，放入当归片、羊肉块、生姜片、料酒，用大火煮沸，去浮沫，改用中火煲至羊肉熟烂，加盐调味即可。

【功效】当归性温，有滋阴补血，润肠通便的作用。羊肉中含有丰富的蛋白质、脂肪、碳水化合物、钙、磷、铁、胡萝卜素及B族维生素。适于哺乳期的妈妈分娩后血虚乳少，恶露不止等症状。

科学坐月子百事通

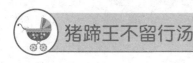

猪蹄王不留行汤

【原料】猪蹄一对（约600克），王不留行10克，漏芦10克，母丁香6克，天花粉15克，僵蚕10克，穿山甲10克。

【制作】将六味中药材用清水煎30分钟，去渣留汁，用药液煮猪蹄至烂即可。饮汤吃猪蹄，分顿服食。

【功效】王不留行性味甘苦，行血通经下乳；穿山甲性味咸寒，善窜，专能行散，天花粉甘寒生津，僵蚕散结通络，治乳汁不下，漏芦泄热消肿下乳；丁香理气止痛；猪蹄填精血，滋阴液充乳汁。诸味合用，气味芳香，通中有补，不滋腻碍胃，是下乳的常用食疗验方。适合产后乳汁不下，乳房胀痛，按之有块，触痛的妈妈。

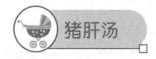

猪肝汤

【原料】猪肝200克，黄花菜30克，花生米30克，通草6克。

【制作】将黄花菜、通草加水煮沸，去渣取汁，加入花生米、猪肝煲汤。以花生米熟烂为度。吃猪肝、花生米，饮汤，每日1剂，连服3天。

【功效】乳汁为气血化生，气血不足，乳汁量少。黄花菜、花生米、猪肝均能补血益气，化生乳汁，通草一味通络下乳，全方补中有通，为又一帖下乳良方。适合产后乳汁量少，乳房柔软，食欲缺乏的产妈妈。

鲫鱼汤

【原料】鲫鱼1条（约300克），当归10克，黄芪15克。

【制作】将鲫鱼洗净，去内脏和鱼鳞，与当归、黄芪同煮至熟即可。饮汤食鱼，每日服1剂。

【功效】鲫鱼汤味美，营养丰富，可补阴血，通血脉，消积滞，通络下乳。加当归、黄芪益气养血，为民间常用的催乳方。适合产后气血不足，食欲缺乏，乳汁量少的妈妈。

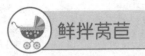

鲜拌莴苣

【原料】鲜莴苣 250 克，食盐、黄酒适量。

【制作】将鲜莴苣洗净，去皮，切丝，以食盐、黄酒调拌，分顿佐餐食用。每日 1 剂。

【功效】鲜莴苣清脆爽口，有消热利尿通乳的作用，对产妈妈小便不利、乳汁少有辅助的治疗作用，作为佐餐菜肴，还有增加纤维素，防止便秘的功效。消热、利尿、下乳，适合产后乳汁稀少、小便频繁的妈妈。

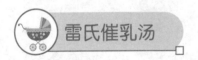

雷氏催乳汤

【原料】猪蹄 600 克，黄花地丁、桃仁、亳菊、蜜草、甘葛等各 10 克。

【制作】将猪蹄洗净、五味中药装入袋内一起置于砂锅内，加水2000 毫升，浸泡 20 分钟后，大火煮沸，小火煮制 2 小时，将中药袋取出即可（可视个人口味适量加入盐、葱、姜调味，忌放味精）。

【功效】健脾胃、益气血、畅气机、通乳络，刺激乳腺发育，对产后乳房柔软无胀感、无乳汁者有较好的疗效。

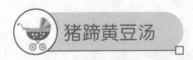

猪蹄黄豆汤

【原料】猪蹄 1 只（约 350 克），黄豆 60 克，黄花菜 30 克，麻油、盐等各适量。

【制作】猪蹄1只洗净剁成碎块，与黄豆、黄花菜共同煮烂，放入麻油、盐等调味，分数次吃完。2～3日1剂，连服3剂。

【功效】猪蹄黄豆汤是常用的催乳方，它适用于乳汁化生不足的缺乳者。服用猪蹄汤要分次，汤多肉少，否则汤中的高蛋白与高脂肪可能会引起胃口不佳，反而补不进。

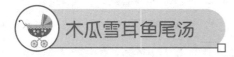

木瓜雪耳鱼尾汤

【原料】木瓜1个（约300克），花生油10毫升，盐3克，沙参5克，鲩鱼1条（约500克），雪耳1朵，姜3片。

【制作】木瓜削皮去籽，切块；鲩鱼洗净去鳞；锅内倒油加热至冒烟，放姜和鲩鱼，将鱼两面煎至金黄，先放两碗水稍煮；砂锅内注水煮沸，放入木瓜、雪耳、沙参，再倒入鱼和汤，文火煲1小时，下盐调味即可。

【功效】润泽、消食、催奶，舒筋活络、强壮筋骨；对食积不化、胸腹胀满有辅助疗效；产后哺乳妇女适合多喝。

肉丁香干炒青豆

【原料】猪瘦肉、豆腐干、青豆各50克，胡萝卜100克，植物油15克，酱油10克，甜面酱、白糖各5克，姜片2克。

【制作】①猪肉洗净，切成小丁；青豆洗净；胡萝卜、豆腐干洗净，均分别切小丁。②炒锅上火，放油烧热，下姜片稍煸，再下肉丁，炒至变色，加青豆、胡萝卜丁，炒至快熟时，放豆腐干，加甜面酱、酱油、白糖，旺火快炒，炒熟即成。③旺火快炒菜时，如嫌太干，可略加水炒至熟。

【功效】此菜营养丰富，含有较多的蛋白质、脂肪、碳水化合物、钙、磷、铁、锌及胡萝卜素、维生素 B_1、维生素 B_2、维生素 E、尼克酸等多种营养素，有利下奶。

炖豆腐猪蹄香菇

【原料】豆腐、丝瓜各 200 克，香菇 50 克，猪前蹄 1 个（约 350 克左右），盐 10 克，姜丝 5 克。

【制作】①猪蹄去毛，清水洗净，用刀斩成小块，待用。②把豆腐放入盐水中浸泡 10 ~ 15 分钟，用清水洗净，切成小块。③将丝瓜削去外皮，清水冲洗净，切成薄片。④把香菇先切去老蒂，清水浸软后，洗净。⑤将猪蹄置于洗净的锅中，加水约 2500 克，于炉火上煎煮，煮至肉烂时，放入香菇、豆腐及丝瓜，并加入盐、姜丝，再煮几分钟后即可离火，分数次食之。

【功效】此菜含蛋白质、脂肪、碳水化合物、钙、磷、铁、维生素 A、维生素 B_1、维生素 B_2、尼克酸、维生素 C 等，能益气生血、养筋健骨、通络下乳、行气散结、清热解毒。

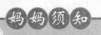

此菜特别适合妇女产后食用，对于乳汁分泌不足者，具有良好的生乳作用，对于乳络不通，胀乳汁少或乳胀生结，疼痛乳少，乳房微热者，有通络行乳，散结止痛，清热除瘀的作用，能促进乳汁通利，防止乳腺炎的发生。

骨头海带汤

【原料】鲜猪脊椎骨 1 千克，海带 200 克，木耳 50 克，葱、姜片适量。

【制作】①将猪脊椎骨洗干净，从中间剁开，让骨头里面的骨髓露出来。锅中放入足量的清水，并将洗净的猪骨放进去，用中火煮。②开锅后用汤勺去除血沫。③放入葱段、姜片，小火炖 1 小时。④将泡发的木耳择好，洗净，用手撕成小块。海带洗净备用。⑤待 1 小时后，骨头中的油已被熬出，汤已浓。⑥将木耳和海带倒入骨头汤中，小火炖 30 分钟，最后加入盐调味即可。

【功效】促进产后下奶。

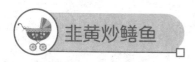

【原料】鳝鱼 200 克，韭黄 200 克，姜丝、香菜、葱花、香油、糖、酱油、料酒、水淀粉、蒜末各适量。

【制作】①韭黄洗净切段，鳝鱼洗净备用。②锅内倒油烧热，放入葱花爆香，倒入鳝鱼翻炒，加入糖、料酒、酱油、水，大火翻炒后加入韭黄，约 2 分钟，淋上水淀粉及香油，起锅后将蒜末倒入，主菜两旁置放一些香菜与姜丝。③热油一勺，倒入蒜末中，食前将蒜末与鳝鱼拌匀，加入姜丝与香菜味道更好。

【功效】促进乳汁分泌。

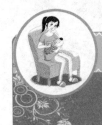

第五章
如何恢复健美体形

爱美之心，人皆有之。产后体形变化较大，要想尽快恢复，并保持健美体态，就必须配合一些产后体操、按摩运动。产妈妈在这个特殊阶段，既要保证营养，又不要发胖；既要休养生息，又需锻炼身体保持健美体形。怎样处理这个矛盾呢？让我们来学习学习吧！

 ## 产后体形将会发生的变化

（1）乳房　乳房自怀孕开始就变得丰腴，而乳腺发达又使胸部变重，皮肤因此而伸展。加上体内激素使皮肤干涩失去弹性，所以分娩后的胸部容易松弛。

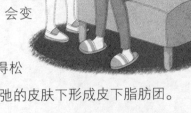

（2）腹肌　怀孕时环抱婴儿的羊水与婴儿会把妈妈的小腹肌撑大，而使腹肌分娩后变得松弛。此外，红褐色的妊娠纹过了4～6周，会变成白色透明状，没有完全消失。

（3）臀部　亦因怀孕而变得松弛，如果不加理会的话，会在松弛的皮肤下形成皮下脂肪团。

（4）腰部　腰部四周亦因怀孕期所积聚的皮下脂肪而长出许多赘肉。

（5）关节　由于妊娠激素的作用，为使分娩顺利，关节会变松。如果连接关节的韧带变松，会使腰部加大，脊柱变得弯曲。

 ## 产妈妈产后怎样恢复健美体形

产后体形变化较大，要想尽快恢复，并保持健美体态，必须配合一些产后体操、按摩运动。月子期间应保证睡眠。每天睡眠保证 10 小时以上，人睡眠充足，会变得精神焕发，容光满面，有利于身体的恢复。

月子期间的饮食要合理搭配。如果饮食不当，容易造成脂肪堆积。下面介绍一些健美方法：

分娩 24 小时以后，每日清晨起床前和晚上临睡前各做一次健美运动，每次 5 分钟，日后逐渐增加活动范围、次数和运动时间，要根据每个人的具体情况，选择不同的运动项目。

（1）腹肌运动，包括仰卧起坐和抬腿运动。

仰卧起坐。产妈妈平卧，以双手托枕部，利用腹肌收缩的力量使身体慢慢坐起，坐起后再躺下。如此反复起坐、躺下，连续 10 次。

抬腿运动。产妈妈仰卧，两臂平放身侧，先举起一腿与躯干垂直，然后慢慢放下。如反复交换举腿 10 次。

（2）盆底肌、提肛肌运动。产妈妈仰卧屈腿，两臂着床用力，有节律地抬高臀部，使臀部离开床且尽量抬得高些，然后放下。每日 2 次，每次连续 10 ~ 15 下。

（3）月子期间体操。包括抬头、仰望、扭转、四肢屈伸、反复蹲立、收腹肌和提肛肌等综合运动，以锻炼四肢、腹壁及盆底肌功能，达到健美作用。

（4）产后应适当下床，逐渐参与些轻微的家务劳动，避免久坐、久卧。

（5）产后使用腹带，帮助器官、组织、腹肌紧缩，腹带以不影响呼吸为准，但须禁用化纤等制品。

（6）按摩。产妈妈仰卧，用两手掌在下腹部做圆圈式揉按，由左向右，再向下、向上为1周，连做5～6周后，再从相反的方向做5～6次。每日早晚各一遍。产妈妈不哺乳时即可按摩乳房，左右手掌各按摩一侧乳房，同时做圆圈形揉按，方法同下腹部按摩，次数可多些，每遍可摩擦10余次，每日按摩3～4次，可使乳房肌肉逐渐紧缩。

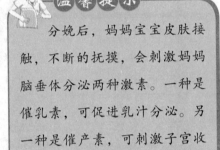

温馨提示

分娩后，妈妈宝宝皮肤接触，不断的抚摸，会刺激妈妈脑垂体分泌两种激素。一种是催乳素，可促进乳汁分泌。另一种是催产素，可刺激子宫收缩，促进子宫复原，使母亲能保持良好的体形。

体形、体态健美的标准有哪些

现代人既不以瘦为美，也不以胖为美，而是以科学的美学观点来评定体形、体态美。体形美是静态的，体态美是动态的，它是以人们正常的健康的生长发育过程为基础，是通过营养、锻炼、训练逐渐形成的。体形美又是体态美的基础，对女性而言，形体和健美标准有以下几点：

（1）骨骼发育正常，关节不显得粗大突出，身体各部分比例适度、均匀相称，无过短、过长之感，脊柱背视成直线，侧视有正常生理曲线。无平背、圆背等缺陷。

（2）肌肉发达、有弹性，皮下脂肪适当，无粗笨、虚胖、过分纤细之感，肤色健康。

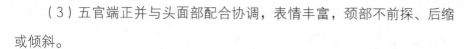

（3）五官端正并与头面部配合协调，表情丰富，颈部不前探、后缩或倾斜。

（4）肩线水平，双肩对称，肩部圆浑、健壮，无窄肩、溜肩之感，也不垂肩或耸肩。

（5）胸廓宽厚，胸肌圆隆，乳房丰满坚挺，富有弹性，不过分肥大和松弛下垂，两侧对称，侧视有明显的女性曲线特征，无桶状胸、漏斗胸、鸡胸等异常形态。

（6）胳膊骨肉均衡，手柔软，指纤长。

（7）腹部扁平坚实，腰部纤细而结实有力，两侧对称，髋骨以上明显内收，呈葫芦状；臀部丰满而结实，不扁不窄，厚而不宽，向后凸而不向横向发展，同时呈上翘，不显下坠，向上与腰、向下与大腿形成明显的曲线，最好高于耻骨水平。

（8）腿修长而直，大腿线条柔和，小腿长，腓肠肌较高并突出，两腿并拢时正视、侧视均无屈曲感。足弓高。

 ## 产后瘦身如何把握好时机

在产后的 6 个月内，母体的激素会迅速恢复原有的状态，同时新陈代谢的速率也会因此恢复正常，甚至还会加快，使得身体自然进入到瘦身的最佳状态，因此产后 6 个月可说是"减重的黄金时期"，所以各位新妈妈一定要好好把握这个良机。那么，产后新妈妈如何把握好瘦身的时机呢？

（1）月子期间不可瘦身　在生产之后，新妈妈的身体正处于最虚弱的状态，需要母乳喂养和辛苦育儿，需要消耗的能量很大，所以无论怎样，在坐月子期间都不能急于瘦身、恢复体型，因为那样会对身体产生严重的伤害。但是也要特别注意，在月子期间也不能享用太多高油脂、高糖分、高热量的滋补品，这会给日后的瘦身加重负担的。

（2）产后6周可以根据自身情况酌情开始瘦身　坐完月子之后也不要马上开始瘦身，因为仅仅经过一个月的休养并不能使身体完全恢复到产前的状况，所以体力还需要继续恢复。产后大约6周之后，才可以根据自身的情况来酌情考虑瘦身计划。在身体完全恢复而且不需要进行母乳喂养的前提下，这个阶段才可以开始通过适当控制食量和适当运动的方式减轻体重。不过，产后瘦身的最好方式其实是母乳喂养。母乳喂养会消耗一定热量，可以说是最健康而且还有利于母子的瘦身方式。

（3）产后2个月后可以适当减重　当分娩满2个月而且身体得到恢复之后，即使是母乳喂养的新妈妈也可以开始循序渐进地减重了。这时，可以适当加大运动量，并减少一定的食量，改善饮食的结构，不过进行母乳喂养的新妈妈，要注意保证一定的营养摄取，只要不食用太高热量的食物即可。

（4）产后4个月可以加大瘦身力度　在产后满4个月后，无须母乳喂养的女性就可以像产前一样去瘦身，但是对于仍然进行母乳喂养的新妈妈来说，在母乳喂养期间仍然只适合产后两个月以后的控制方式：适量减少食量和适度增加运动。

专家指点

新妈妈在白天的时间，可于腹部位置使用束缚力较强的束腹产品，借着强劲的紧缩力道，贴紧腹壁，消除囤积在下腹部的脂肪，同时帮助腹直肌及左右骨盆恢复原状。

妊娠纹是指什么

　　由于孕期妇女的腹部会逐渐增大并积聚脂肪，大部分孕妈妈的腹部、臀部、大腿的皮肤会出现紫色的萎缩性皮纹，即妊娠纹。它是肾上腺皮质激素分泌过多引起的皮内组织改变及皮肤过度扩展的综合性作用的结果。一般在产后会变成灰白色或者银白色而留有永久的痕迹。

 ## 月子里适宜的健美运动有哪些

　　为了更好地帮助产妈妈，在这里特别推荐几种适合产后健身的运动，这些运动可帮助产妈妈尽快地恢复机体功能和体形健美。

　　腹式呼吸运动。运动应自产后第 1 天开始，可起到收缩腹肌的作用。产妈妈取平躺的姿势，闭口，用鼻吸气使腹部突起，再慢慢吐气并松弛腹部肌肉，重复 5 ~ 10 次。

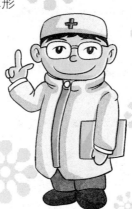

　　头颈部运动。运动应自产后第 3 天开始，可起到收缩腹肌，舒展颈、背部肌肉的作用。产妈妈取平躺姿势，头举起，下巴尽量靠近胸部，保持身体其他各部位不动，再慢慢回原位，重复 10 次。

　　会阴收缩运动。运动应自产后第 8 天开始，可起到收缩会阴部肌肉，促进血液循环及伤口愈合，减轻疼痛肿胀，改善尿失禁状况，帮助缩小痔疮的作用。产妈妈应平卧或侧卧，吸气紧缩阴道周围及肛门口肌肉，持续屏气 1 ~ 3 秒后缓慢放松吐气，重复 5 次。

胸部运动。运动应自产后第 6 天开始，可起到恢复乳房弹性、预防松弛下垂的作用。产妈妈应身体平躺，手平放两侧，将双手向前直举，双臂向左右伸直平放，然后上举至双掌相遇，再将双臂向下伸直平放，最后回前胸复原，重复 5 ~ 10 次。

腿部运动。产妈妈身体平躺，举右腿使腿与身体呈直角，然后慢慢将腿放下，交替同样动作，重复 5 ~ 10 次。这一运动方法可起到促进子宫及腹肌收缩、恢复腿部曲线的作用。

阴道肌肉收缩运动。运动应自产后第 14 天开始，可起到收缩阴道肌肉，预防子宫、膀胱、阴道下垂的作用。产妈妈应身体平躺，双膝弯曲小腿与地面垂直，两脚打开与肩同宽，利用肩部及足部力量将臀部抬高成一个斜度，并将两膝并拢数 1、2、3 后再将腿打开，然后放下臀部，重复做 10 次。

腹部肌肉收缩运动（仰卧起坐）。运动应自产后第 14 天开始，可起到增强腹肌力量，减少腹部赘肉的作用。产妈妈平躺，两手掌交叉托住脑后，用腰及腹部力量坐起，用手掌碰脚面两下后再慢慢躺下，重复做 5 ~ 10 次，待体力增强可增至 20 次。

全身按摩。按摩在产后 3 个月每天都能进行，可起到放松身体、恢复血液循环的作用，可帮助使肌肉和骨骼恢复到最佳状态。

隐藏在生活中的锻炼方法。产妈妈可在每天的生活中，抓住一些细节随时进行锻炼。如在站立等待时可以做紧缩臀部的动作或短时间用脚尖站立；孩子睡着时，为避免发出声响，也可以踮着脚尖走路；拿着较重物品时，可以伸屈手臂；经常深呼吸，伸直背，挺直腰杆；站立时尽量贴墙，将头、背、臀、脚跟贴紧墙壁伸直；等等。这些锻炼方法都可在生活中进行，既节约时间、避免麻烦，又可起到良好的效果。

另外，产后束腰可以恢复体形和保持体形匀称，还可有效地防止产后胃下垂。并且，心理和精神因素也有一定的作用，应保持心情愉快、睡眠正常。

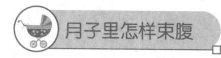

月子里怎样束腹

怀孕期间由于子宫扩大，致使腹壁也同时被撑开，分娩之后，子宫会自行收缩至原状，而腹壁却无法迅速复原，令人讨厌的脂肪组织便趁隙进驻腹中，如果在运动的同时，利用束腹的紧缩功能，不但可以刺激子宫，帮助子宫恢复原状，还有利于腹部肌肉的复原，并赶走囤积在此的脂肪。

产妈妈使用束腹2～3周后，应当已能适应这种紧缚的感觉，这时，不妨改穿产后塑身用束裤，来重塑完美的腰部曲线。

妈妈须知

产后塑身用束裤和一般束裤不同的地方，在于前者多属"高腰式"设计，可刺激腹部脂肪，进而消除腹部赘肉，同时将怀孕时消失的腰线重新塑造在理想的位置上。

产妈妈怎样在产后恢复健美的双腿

最为简便实用的方法是产后用弹力绷带或医用弹力套袜束住腿部。这一方法采用压迫下肢静脉以迫使血液向心脏回流，从而达到消除或减轻下肢肿胀、胀痛的目的。怀孕后期，这一方法也可用来减轻双腿水肿程度。

分娩正常的产妈妈产后第五天即可做双腿健美操，适当运动双腿，可锻炼腿部肌肉，及改善下肢静脉血液的回流。锻炼时坐在地上（床上），两下肢伸直并拢，腰部挺直，两手臂伸直放到身后，手指伸开支撑地面，吸气时脚尖尽量上跷，呼气时脚尖尽量伸直。然后仰卧，两下肢伸直略分开，两臂放在身体两侧，吸气时左脚伸直，与全身呈直角，脚尖跷起，两只脚交叉进行，并注意锻炼时呼吸与动作的配合。

月子里如何保持头发秀美

孕产期体内激素发生明显变化，头发在妊娠后会出现一些不良现象，如头发干涩、枯黄，弥散性脱落，感到头皮痒，有鳞屑脱落等，油性皮肤产妈妈甚至出现脂溢性脱发。因此，为了在产后保持头发的秀美，一方面要保持头发的清洁卫生，另一方面可通过饮食进行调节。

产妈妈在产前、产后要经常沐浴、洗发。洗头可起到按摩作用，能够加速血液循环，使头发保持生长规律。清洁头发可疏通毛孔，防止患脂溢性脱发。洗发时应顺头发生长方向梳洗，以便梳理方便和避免扯落头发。每日勤梳理头发，刺激毛发再生，但不要用塑料、尼龙梳子，最好用木梳或牛角梳。

调整饮食结构对于秀发保健也很重要，但需注意脱发部位不同，饮食结构也应不同。如额部脱发，应限制食用人工合成的糖制品，如糕点、巧克力等，要多吃新鲜蔬菜。头顶部脱发，应多吃脂肪食物，日常食用油最好使用葵花子油。脑后部脱发可多食各种深色蔬菜和水果。还有很多食品对美发可起到良好的作用，这里列举几种，希望对大家能有所帮助。

（1）肉骨头汤　将骨头砸碎煮汤，不仅味道鲜美，而且具有减缓毛发老化的功效。

（2）日常休闲小食品　葵花子、黑芝麻、核桃等可防止头发脱落、干涩，并为头发的营养和新生提供必须的营养。

（3）新鲜水果、蔬菜　可以制成对付脱发的小偏方，如用鲜姜片或大蒜汁擦拭脱发处，或在洗发水中加入柠檬汁、食醋，可促进头部血液循环。每天用生芝麻少许与淘米水共煎至刚沸腾，稍冷却后洗发，待头发干后 1 小时再用清水冲洗，效果很好。

另外，保持愉快的心情、充足的睡眠，避免忧郁和紧张对于防治脱发也很重要。

月子里如何保养皮肤

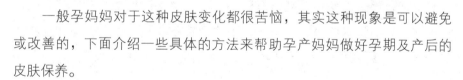

妊娠后，由于体内激素水平的变化，有些孕妈妈皮肤会变得细腻、光滑。但也有些孕妈妈皮肤变得非常敏感、粗糙，面部还会由于黑色素沉着而出现明显的妊娠斑。同时，由于孕期腹部和乳房的膨大，体重的迅速增加，腹部及乳房的皮下弹力纤维断裂，以致在这些部位出现了暗红色的妊娠纹。

产后护肤慎选美容用品。

一般孕妈妈对于这种皮肤变化都很苦恼，其实这种现象是可以避免或改善的，下面介绍一些具体的方法来帮助孕产妈妈做好孕期及产后的皮肤保养。

饮食。孕产妈妈此时应多吃富含维生素 C 的食物，如柑橘、草莓、蔬菜等，还应多吃富含维生素 B_6 的牛奶及其制品。

睡眠。保证充足的睡眠。

护肤。对皮肤进行适当的按摩，不宜浓妆艳抹，不宜频繁更换化妆品的品牌，更不应选用那些劣质的化妆品。炎热的夏季里，为避免阳光对皮肤的直射，应选用那些专门为孕妈妈设计的护肤品。为减少腹部妊娠纹出现的可能，怀孕前应注意适当的锻炼，增加腹部肌肉和皮肤的弹性。

怀孕后，注意适当控制体重增长的速度。

这些方法虽然不会完全避免妊娠斑或妊娠纹的出现，但适当的使用护肤品进行皮肤保养，会使其有所减轻或有利于产后的恢复。

妊娠后，由于生理调节可使孕妈妈皮肤黑色素沉着产生黄褐斑，以鼻尖和两颊部最突出，且对称分布，形状像蝴蝶，也称为蝴蝶斑。怀孕后胎盘分泌雄孕激素增多使色素沉着，产后雄孕激素水平恢复平衡状态，大部分人可自然减轻或消失，但有的人却难以恢复，需要进行祛斑。

消除黄褐斑需要一定时间，并受众多因素的影响，在生活中应注意养护结合。要做到不急不躁、心态平和、情绪良好；要保证充足的睡眠，尤其不应熬夜，避免日晒；选择适当的护肤品，如天然成分及中药类的祛斑化妆品、粉底霜、粉饼、防晒品等；应注意日常饮食，多摄入维生素 C、维生素 E 及蛋白质，少食油腻、辛辣食品，忌烟酒，不饮用过浓的咖啡。

还可采用一些安全、有效的祛斑方法进行祛斑，如中草药祛斑、针灸祛斑、激光祛斑、果酸祛斑、磨削祛斑等。但最可靠、有效的方法是将中草药祛斑和针灸祛斑结合使用的方法，这种方法见效慢，但安全可靠，标本兼治，不易反弹。

另外，还可以使用对祛斑有辅助作用的食物自制简便易用的面膜，自行调理。如将冬瓜捣烂，加 1 个蛋黄，蜂蜜半匙，搅匀敷脸，20 分钟后洗掉；将黄瓜磨成泥状，加入 1 小匙奶粉或面粉，调匀敷面，15 ~ 20 分钟后洗掉；可经常用黄瓜汁、冬瓜汁、柠檬汁等涂擦面部。

 ## 产妈妈如何避免月子里肥胖

女性为了孕育和哺乳后代，身体会发生一些相应的变化，从怀孕开始激素及新陈代谢明显改变，机体的蓄脂功能增强，到产后阶段食欲增强，营养丰富，产妈妈极易肥胖。产妈妈肥胖一般产后一段时间就可恢复，也有一部分女性从此再也无法恢复苗条身材了。但是，通过锻炼或日常生活中的健美活动，也是可以恢复苗条身材的。

造成肥胖的最常见原因是饮食因素。产后饮食要注意节制，不要吃得太多，宜少吃多餐，而且应少吃动物脂肪、内脏和甜食，多吃高蛋白、高维生素的食物。

产妈妈如何塑造完美身材

产后哺乳的产妈妈应做到合理哺乳、及时断奶，以帮助产妈妈保持体形。哺乳方法要正确，让孩子交替吸吮双侧乳房，以免使乳房出现两侧的不对称。哺乳期不要过长，以 10 个月到 1 年为宜，最好于孩子满 10 个月时断奶。过分延长哺乳时间，乳房会萎缩、干瘪。另外，要保证乳房健美还应做到产后要早吸吮、进行乳房保健。这样可使断奶后乳房仍然保持丰满。产后适当运动是产后保健及健美的重要措施。产后切不可忽视锻炼，不要整日卧床休息，应及早下床活动，一般正常分娩的产妈妈产后（顺产）3 天即可下地做些轻微的身体活动，在 2 周内就可以开始做健美操了。但在产妈妈进行运动前需注意一些事情：如运动前排空膀胱，运动后出汗，要及时补充水分；应每天坚持早晚各做 15 分钟，至少持续 2 个月；运动不应在饭前或饭后 1 小时内进行，不宜太勉强或过于劳累，次数由少渐多。

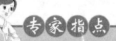

专家指点

强调产妈妈及早运动应是适宜的运动，而有一些运动对产妈妈的身体会产生不良的影响，必须避免。由于哺乳期间产妈妈的关节较松弛，应避免给关节增加压力的锻炼方式，比如强度很大的健身运动，举重训练，或者跑、跳、爬楼梯、打网球等。

月子里如何让乳房重现美丽

（1）让胸罩帮助你　适宜的胸罩可将乳房舒服地托举起来，避免因重量的增加而使乳房韧带松弛，导致乳房下垂。

生完宝宝后，马上选择一个既可给乳房的皮肤提供舒适的接触，又便于哺乳并能预防乳房下垂的胸罩。胸罩的肩带设计最好宽一些，罩杯最好是高弹性材质。

产后塑身专用的胸罩，最好在哺乳结束，胸部胀痛感消失并乳房呈现下垂时开始使用，这样可有效地托起乳房。哺乳期佩戴胸罩特别重要，乳房增大及每天被宝贝吮吸很容易发生下垂，不能因怕麻烦就不戴胸罩。

（2）坚持健胸运动　运动可增强胸部肌肉的强度，尽可能给予乳房支撑，使乳房挺立起来，避免下垂。

让胸高耸起来的最简单方法是双肘弯曲、肘部向外侧打开；做手掌撑地、手撑墙、举哑铃、举较重的字典等运动。

双手在胸前挤压卷成团的毛巾，一边挤压一边呼气，挤累的时候将胳膊高抬，双手举至头顶稍作休息，一般做 10 次即可。手中的挤压物也可用水杯、树干代替。

 ## 怎样做臀部健美操

臀部极易堆积脂肪使体形发生改变，而其形态直接影响着躯干和身体的比例。东方女性臀底线较易形成臀部下垂，当肥胖时更是如此。这会使双腿看起来很短，缺乏美感。练习臀部健美操不仅可以消除脂肪，还会维持臀部弹性，使臀部升高上翘。

很多日常行为若加以注意就能很好地锻炼臀部。坐时身体要正直，

重心在臀部：站时可有意识地夹臀，走时若方便可有意
大步流星地走，脚跟发力，猛蹬腿，多上下楼梯，
骑自行车时高抬腿，用力原地跑
步等。练习臀部健美操动作
如下：

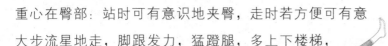

（1）站立位，向前、后、
侧踢腿并回摆　注意上体始终
挺胸收腹直腰，不能前后左
右摆动助力，放下时要用力控
制，放慢速度，膝部要绷直，不能弯曲，两手可侧平举或扶物维持平衡。

（2）后深蹲　两腿开立与肩同宽，身体慢慢控制着向下蹲。注意腰、
胸、背、头部要保持挺直，脚跟不要离地，不易平衡时可轻扶它物，当
蹲至最低点时用力交替伸蹬两腿，使身体挺起，腰、背和胸仍保持挺直。
重复20次。

（3）膝屈侧摆　仰卧或用手撑地坐，屈曲起双膝，并拢，臀部稍抬
起，上身不动，先把双膝倒向左侧床（地）面，再摆转向右侧床（地）面。
重复20次。

（4）仰卧桥式挺身　仰卧，屈膝，抬起臀部，挺髋送腹，用双脚和
双肩支撑起躯体。悬空，保持数秒钟，落下。重复20次。

（5）俯卧单直腿向上抬　俯卧，腿伸直，左右交替向上抬，尽量抬
高，注意体会臀部用力。重复20次。

（6）臀部行走　坐在地板（床）上，双腿伸向前方自然屈曲，用臀
部向前"行走"，轻微提起左臀及左腿滑向前方，然后提起右臀及右腿
滑向前方，持续1分钟，再改为提起后滑向后方，倒走1分钟。

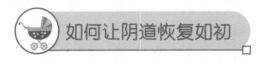

如何让阴道恢复如初

由于产后阴道会有不同程度的变化，使得性生活时摩擦力减弱，原

有的阴道对阴茎的"紧握"能力下降，影响夫妻双方的性快感，对性生活的质量有一定的影响。但是影响性生活的原因是多方面的，除了生理上的原因，夫妻双方心理上的调适也很重要，丈夫应对妻子体谅和包容。只要注意产后的恢复锻炼，一般产后3个月后，产后妈妈的阴道是可以恢复到以前的水平的。

阴道本身有一定的修复功能，产后出现的松弛现象在产后3个月即可恢复。但毕竟是经过挤压撕裂，阴道中的肌肉受到损伤，所以阴道弹性的恢复需要更长的时间。产后妈妈可以通过一些锻炼来加强弹性的恢复。

（1）屏住小便　在小便的过程中，有意识地屏住小便几秒钟，中断排尿，稍停后再继续排尿。如此反复，经过一段时间锻炼后，可以提高阴道周围肌肉的张力。

（2）提肛运动　在有便意的时候，屏住大便，并做提肛运动。经常反复，可以很好地锻炼盆底肌肉。

（3）收缩运动　仰卧，放松身体，将一个手指轻轻插入阴道后收缩阴道，夹紧阴道，持续3秒钟后放松，反复重复几次。时间可以逐渐加长。

新妈妈可以为自己建立一个腰腹档案，记录腰围和腹围以做比较。这要求学会正确的测量腰围和腹围。早晨起床后，空腹测量。身体立正，软尺在腹部与肚脐平行且最大处绕一周，测得的即是腹围；身体立正，软尺在腰部最细处绕身一周，测得的即是腰围。然后开始运动，并不断地记录比较，让自己不断地进步。

（4）其他运动　走路时，有意识地绷紧脚内侧及会阴部肌肉，然后放松，重复练习。

经过这些日常的锻炼，可以大大改善盆底肌肉的张力，帮助阴道弹性的恢复，对性生活有所帮助。

除了恢复性的锻炼，产后妈妈还应该保证摄入必需的营养，保证肌肉的恢复，促进阴道紧缩。

月子里消瘦体质怎样调理

如果说产后肥胖是普遍的状态，那么变得显著消瘦的产妈妈，有必要怀疑她们是否有慢性疾患。例如，慢性胃肠障碍、慢性肾炎、心脏疾患等。妊娠前已患结核性疾病的人当然更要及时治疗。此外，还有内脏下垂、无力型、神经质等类型的体质和代谢机能低的人，因分娩后的生活负担加重，也可出现消瘦的情况。

无论如何，对待上述情况，重要的是让她们在产后充分地休养，并且好好接受医师的检查。另外，不管是肉体的还是精神的过度疲劳都可以使产妈妈消瘦，所以周围的人都应给予体谅和照顾。

产后怎样做瑜伽

瑜伽起源于印度，是古代印度哲学六大派中的一派。瑜伽是梵文词，意思是自我和原始动因的结合或一致。从广义讲，瑜伽是哲学，从狭义讲瑜伽是一种精神和肉体结合的运动。现在一般讲瑜伽，是指练功方法，用来增进人们的身体、心智和精神的健康。下面这套瑜伽姿态功法适合产后2个月的妈妈练习，有助于生殖系统、体形的恢复。

（1）船式

功法：仰卧，两腿伸直。两臂平放体侧，掌心向下。吸气，同时将头部、上身躯干、两腿和双臂全部抬起来，离开地面。双臂应向前伸直与地面平行，一边蓄气不呼，一边尽量长久地保持这个姿势，以不勉强费力为准。一边慢慢呼气，一边渐渐地把双腿和躯干还原，放松全身。重复此练习3次。

作用：有助于腹部器官和肌肉恢复，并有助于促进肠道蠕动，改善消化功能。

（2）猫式

功法：跪下来，坐在脚跟上，伸直背部。抬起臀部，两手放在地上。吸气，抬头，收缩背部肌肉，保持5秒钟呼气，垂下头，拱起脊柱，再保持5秒钟。两臂伸直，垂直于地面。

作用：有助于子宫恢复正常位置。

（3）虎式

功法：开始时跪下，臀部坐在两脚跟上，脊柱要伸直。两手向前伸，放在地板上，抬高臀部，做出爬行的姿势。两眼向前直视，吸气，右腿向后伸展。蓄气不呼，弯右膝，把膝指向头部。两眼向上凝视，保持5秒钟。呼气，把屈膝的腿，放回髋部下面，贴近胸部，脚趾高于地面，两眼向下看，鼻子贴近膝部，脊柱应弯成拱形。把右腿向后方伸展还原，每条做5次。

作用：减少髋部和大腿区域的脂肪，强壮生殖器官。

（4）双腿背部伸展式

功法：挺直上身坐着，两腿向前伸并拢，掌心放在大腿上。向前平伸双臂，两肩向后收，吸气，双臂高举过头，呼气，慢慢向前弯，尽可能舒适地向前弯下来，两手抓住小腿，两肘向外和向下弯，低下头部，尽量接近双膝，保持10秒钟。吸气，伸直双臂还原。放松全身，反复做2次。

作用：使子宫、膀胱充满活力，生殖腺受到滋养。

（5）蝗虫式

功法：俯卧，两臂向后伸直，呼气，同时抬起头、胸膛、双腿。有规律地呼吸，尽量长久地保持此姿势。逐步还原，全身放松，重复2次。

作用：有益于骨盆范围各器官。

产后做瑜伽注意事项

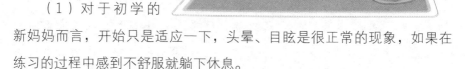

根据新妈妈的特殊情况，练习瑜伽也应该有特殊的保健，以下是新妈妈在瑜伽练习中的注意事项：

（1）对于初学的新妈妈而言，开始只是适应一下，头晕、目眩是很正常的现象，如果在练习的过程中感到不舒服就躺下休息。

（2）还在哺乳期间的新妈妈，在做一些要趴着做的地板动作时，如果身体各方面不能适应，这时就不要强做。

（3）对于新妈妈来说，其身体状况本来就很虚弱，所以比一般人练习起来就更要有耐心，在练习过程中不要着急，尽量保持放松的心态。不要因为自己练得不好，或体型不好，就过于自卑，因为练习瑜伽要慢慢来。

（4）另外新妈妈可以为自己制订一个初期的锻炼计划，逐渐增加练习时间，循序渐进地锻炼。

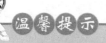

温馨提示

产后瑜伽虽然因体质改变造成练习方式及动作类别的不同，但有一样是不变的，那就是追求身心平衡。也就是说适当的呼吸法、静坐不单能减缓身体的不适，也能让心情更平稳。

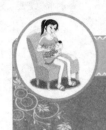

第六章
月子里疾病防治

把坐月子比作一场激烈的战斗一点也不过分。产妈妈产下宝宝后筋疲力尽，身体虚弱，极容易感染各种疾病。作为丈夫以及家人都应该来关心产妈妈，学习掌握有关疾病与防治。本章中，我们将学习这些知识。

 ## 产后哪些生理现象是正常的

（1）发抖或寒战　宝宝一经分娩出，新妈妈全身都会感到轻松，有时还会出现全身不可控制的抖动，有的出现寒战。其实，出现这种现象新妈妈不必担心，这些都是产后会出现的正常现象，喝点红糖水就会好的。

（2）体温升高　在分娩时，由于肌肉的疲劳，有的新妈妈的体温一时上升到38℃左右。有了这种现象也不必过于担心，这也是产后正常的生理反应，发烧的现象一般在数小时之后就会退下去。在产后3～4天左右，由于乳汁分泌旺盛，乳房胀痛的同时，身体也会伴有发烧，但不超过38℃，24小时内自然下降也属正常。但是如果38℃以上的高烧持续不退，就很有可能是其他异常情况，这时就需要进行治疗了。

（3）出汗　产后新妈妈气血较虚，腠理不密。卫阳不固，易歘歘汗出，持续不止，动则益甚者，称"产后自汗"。阴虚内热，浮阳不敛而睡后汗出湿衣，醒来即止者，称"产后盗汗"。尤其是在新妈妈睡眠和刚醒时更多，有时可浸湿内衣，这是因为产后数日内，产后自汗发病常与肺卫气虚有关，产后盗汗常与阴虚内热有关。因为皮肤排泄功能旺盛，一般在数日内自行好转，这是正常的生理现象。但出汗过多，身体虚弱。要注意预防感冒。

（4）子宫收缩痛　在分娩之后的 1～2 天，子宫一阵阵收缩引起腹痛，称为宫缩痛。产后子宫收缩是为了帮助子宫止血，并排出子宫内的血块残余，促进子宫的恢复。初产妈妈由于子宫肌肉较为有力，通常能够持续收缩，因此产后痛的感觉较不明显。而经产妈妈（第二胎以上）的子宫，由于子宫肌肉的力量较差，没有办法持续性收缩，因此必须间歇性用力收缩，以至于疼痛的感觉会较明显。而羊水过多或者怀多胞胎的新妈妈，由于肌肉较松弛，子宫不能持续收缩，因此也会有较明显的疼痛。这种疼痛常会在喂奶时加剧，3～4 天后自然消失。如果产后宫缩痛很强烈，引起身体不适或焦虑，甚至失眠，则可以询问医生，视情况停止使用子宫收缩药。请医生开镇静止痛药物。采用俯卧姿势，可能会减轻疼痛。下床活动，帮助子宫排空。避免吃冰冷或刺激性的食物。

（5）分泌乳汁　在妊娠期，女性的乳房受到激素的影响而开始变大，分娩后会发育得更大。在分娩后 2～3 天感到乳房疼痛，并开始流出乳汁，分娩后 4～5 天乳汁逐渐增多。乳汁分泌会因人而异，从正常到能充分满足宝宝的必需量，一般的新妈妈需要大约 2 周的时间。开始流出的乳汁称为初乳，呈黄色，内含丰富的抗体，能增加新生儿免疫功能，所以千万不要倒掉。1 周后初乳过渡成白色且不黏的成熟乳。

分娩时，由于胎头的压迫，使会阴部水肿疼痛。在分娩后 1 ～ 2 天内，会阴部排尿时会感到疼痛，一般会在一周后恢复。如果分娩时施行了会阴切开术，分娩后 1 ～ 2 天内伤口有时会发生痉挛性疼痛，但是也不必担心，大约在 5 天内拆线后，疼痛的症状就会减轻。

什么是恶露

产后阴道内排出的液体称为恶露。因为产后的宫腔内还残留一些与妊娠有关的组织，我们把它叫作"蜕膜"。它在宫腔内已成为"废物"，随着子宫内膜的修复，坏死的蜕膜便与子宫血液和黏液混在一起经阴道排出。这是分娩后特有的生理现象。

恶露一般分三种：

①血性恶露。又叫红色恶露，含较多的血液、小血块、少量胎膜、胎脂及坏死的蜕膜，有血腥味，色暗红，好像月经，持续 3 ～ 4 天。

②浆液性恶露。阴道排液量减少，血液成分减少，色淡红，有较多的坏死蜕膜、宫颈黏液、阴道排液及细菌，持续 1 ～ 2 周。

③白色恶露。阴道排出物更少，含有大量白细胞、坏死退化的蜕膜组织、表皮细胞，因其黏稠、色泽较白而得名，持续 1 ～ 2 周。

怎样判断恶露是否正常

恶露持续的时间因人而异。一般说来，大多数人在产后 1 个月可以干净。观察恶露可从以下三个方面入手：

①恶露的量应是越来越少。血性恶露增多，表示子宫收缩不好或子宫内有残存的胎盘组织，要立即处理。浆液性或白色恶露增多，时间延长，多表示宫腔内有感染，应到医院检查治疗。

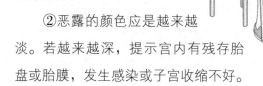

②恶露的颜色应是越来越淡。若越来越深，提示宫内有残存胎盘或胎膜，发生感染或子宫收缩不好。

③恶露的气味应从有血腥味到没有什么气味。若出现臭味，多表示宫内有感染。

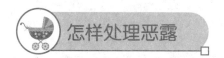

怎样处理恶露

处理恶露可用消毒棉，容易过敏的人也可以自己制作。将脱脂棉剪成 5 厘米大小，经过煮沸消毒后浸泡在 2% 的硼酸水、来苏液中，或者稀释 1000 倍的消毒皂液中，然后将消毒过的脱脂棉装入带盖的容器中，这样使用起来很方便。脱脂棉煮沸的时间只需要 5 分钟即可。

更换脱脂棉时应在排尿排便之后，操作时一定要先洗手。在擦拭便尿的时候，要由外阴部向肛门方向擦拭。如果相反进行的话，就会把肛门部的杂菌带入分娩后留下的外阴部的伤口中，有引起感染的可能。

再者，不能用同一块消毒棉擦两次，每擦一次要更换一块。

消毒后要立即垫上新的布巾或脱脂棉。垫脱脂棉时，要把纱布垫在上面，否则棉絮就会粘在外阴部。

哪些因素容易导致产后抑郁症

产后抑郁症的主要病因，是产后神经内分泌系统的急剧变化，而精神因素则起了推波助澜的作用。常见的高危因素有：

（1）妊娠合并症，如甲状腺功能减退、糖尿病、严重的妊娠期高血压疾病等，给产妈妈带来巨大精神压力。产妈妈担心妊娠能否继续，一旦因病需要终止妊娠时，则感到希望落空了，变得精神脆弱，思想负担沉重，甚至会联系到以往做过的错事，产生罪恶感等。

（2）产前诊断发现异常，或有不良妊娠史者，因担心胎儿的安危，出现焦虑、压抑的情绪。

（3）新生儿的性别，如产下女婴后，受到丈夫、公婆等的责怪或冷遇，也会给产妈妈带来巨大的精神压力。

（4）发生难产或胎儿窘迫，需采取助产手术时，或娩出的新生儿有窒息等现象，产妈妈常因心理准备不充分，突然的身体和心理应激造成心理不平衡，也可导致发病。

（5）大龄或小龄产妈妈。

（6）过去患过抑郁型精神病者产后复发概率大（约30%）。

 ## 如何防治产后抑郁症

防治产后抑郁症的方法有：

（1）加强不同孕期的宣传教育，进行心理疏导。

（2）加强孕妈妈心理建设，加强对孕产妈妈的宣传教育，以达到了解妊娠与分娩、能进行自我保健的目的。

（3）常规筛查精神疾病，注意精神健康，对孕前曾有精神障碍者，经常进行心理咨询和疏导。

（4）加强围生期检查，对有合并症者，一方面进行积极防治，另一方面应恰当地进行宣传教育，以使孕妈妈正确认识疾病对妊娠的影响，树立妊娠的信心。

（5）有焦虑和手术产史的孕产妈妈应加强心理卫生保健，以消除恐惧、焦虑情绪，积极开展陪伴分娩，帮助产妈妈克服分娩时的恐惧心理。

（6）有产后抑郁症的高危患者，应加强家庭探视，针对产妈妈内心的焦虑不安，进行必要的心理疏导，帮助其消除不良刺激，使之能确立正确认识和处理各种困难的信心。

（7）一旦产后出现抑郁症，家属应及时陪送到医院进行专科治疗，尤其是有自责倾向及有自杀企图者更应及时就诊，以免发生严重后果。

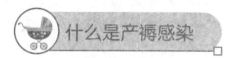

什么是产褥感染

产褥感染是由于致病细菌侵入产道而引发的感染，这是产妈妈在月子期间易患的比较严重的疾病。

正常女性的阴道、宫颈内存在着大量的细菌，但多数不致病。产后由于机体抵抗力下降，而且子宫腔内胎盘附着部位遗留下一个很大的创伤面，子宫颈、阴道和外阴筋膜可能遭到不同程度的损伤，这些创伤都给致病细菌提供了侵入的机会。

细菌侵入后，轻者引起会阴、阴道、宫颈伤口感染，局部出现红肿、化脓，压痛明显，重者引起子宫内膜炎、子宫肌炎、盆腔炎、腹膜炎、败血症等。患产褥期感染的产妈妈在产后 48 小时会出现寒战、发热，伴有下腹痛，恶露有臭味、量多，腹部压痛，反跳痛等。

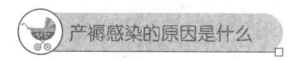

产褥感染的原因是什么

致病菌可能的来源如下：

孕妈妈妊娠末期有阴道炎症，分泌大量带有刺激性的白带，临产前不久曾有过性生活或洗过盆浴；胎膜早破，阴道和宫颈内的细菌可经过胎膜破口处侵入盆腔引起感染；接生人员未经正规训练，双手或接生器械消毒不严格；产程过长，肛门检查或阴道检查次数过多；产妈妈的衣服被褥不卫生，或用未经消毒的纸或布做会阴垫；产妈妈的呼吸道、胃肠道、泌尿系统或皮肤上的细菌，可通过血液或双手的传播侵入阴道；同产妈妈接触的人，上呼吸道内有细菌，通过谈话、咳嗽、喷嚏传播给产妈妈。产妈妈产后出血过多，抵抗力下降，如果休息不好，营养跟不上，极易发生感染。

怎样预防产褥感染

产褥感染应以预防为主。要加强孕期卫生，妊娠末期避免性交及盆浴，接生时避免过多和不必要的阴道检查及肛诊。月子期间注意个人卫生，保持外阴部清洁。产后早期下床活动，加强锻炼，增强体质。产后发热时，应及时请医生检查，查出原因，针对病因进行处理，不可滥用抗生素。

产褥感染的产妈妈应采用半卧位，能活动者应该经常坐起，这有利于恶露的排出，同时也可使炎性渗出液局限于盆腔最低处，减少炎症的扩散。

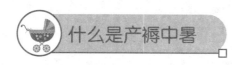

什么是产褥中暑

产褥中暑是指产妈妈在高温闷热环境中，因体内余热不能及时散发而引起的中枢性体温调节功能障碍，也称为产褥期热射病。当产妈妈出现头晕、眼花、耳鸣、恶心、胸闷、多汗、四肢无力等症状时，结合产妈妈是否捂着，门窗是否紧闭，天气是否炎热等，应想到可能是出现了中暑。

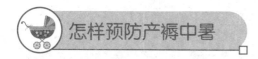

怎样预防产褥中暑

产后中暑关键在于预防，具体来说应从以下几个方面采取综合防护措施，以科学的态度和做法预防产后中暑。

（1）产妈妈的房间要通风、凉爽　产妈妈坐月子的房间要保持清洁，要经常开窗开门，通风透气，产妈妈的床上可以铺凉席，可以使用扇子，也可以使用空调。但注意产妈妈的床不能让"穿堂风"直吹，也不要用电风扇直吹。

（2）产妈妈要有良好的个人卫生习惯　怀孕期间就要特别注意卫生习惯的养成。产后坐月子期间，每天都要做到用温热开水擦洗身上，产妈妈体质较差时家人要给予帮助。产妈妈的衣裤要宽大透气，最好穿纯棉衣裤，不要穿化纤类的，因为化纤类的衣裤不透气、不散热。

（3）饮食科学合理，营养全面　夏季坐月子尤其要注意饮食的科学合理，要多吃一些营养全面、稀薄、易消化的食物，还要多吃水果和蔬菜。有不少地方将西瓜列为产妈妈忌食的生冷食物，这是没有科学依据的。教科书上也写到产后可以吃西瓜，特别在夏季坐月子时，产妈妈可以适当吃西瓜，因为西瓜有降温利尿、补充水分的作用，也可以多喝些温开水、绿豆汤等饮料。

专家指点

产妈妈一旦发生中暑要及时治疗。如果夏季坐月子出现发热、头晕等感觉，千万不可拖延，要及时去医院检查治疗。如果出现更加严重的症状如呕吐、面色苍白等，要立即送医院抢救治疗。

产后为什么多汗

绝大多数妇女在产后出现多汗现象，尤其是产后的最初几天，常在饭后、活动后、睡觉时和醒后大汗淋漓，甚至湿透内衣裤。

产后多汗主要是因为月子期间皮肤排泄功能旺盛，通过出汗，由皮肤将妊娠期间积聚在体内的大部分水分排泄出体外，是一种正常的生理现象，称为褥汗，多于数日后自行减轻，不需治疗。但注意不要人为地穿盖太多促其出汗，以免出汗过多造成虚脱，使血压突然下降，出现头晕、眼花、乏力甚至昏厥等症状。

怎样预防产后多汗

产后出汗多，虽然是正常的生理现象，但要加强护理，这对产妈妈身体的康复大有益处。

（1）产妈妈室内温度不要过高，要适当开窗通风，保持室内空气流通、新鲜。

（2）产妈妈穿盖要合适，不要穿戴过多，盖的被子不要过厚。

（3）出汗时用毛巾随时擦干，勤换衣服，尤其产妈妈的内衣内裤要及时更换。

（4）有条件的话，要洗淋浴，也可以每晚用温水擦洗。一定要避免受凉。

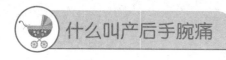

什么叫产后手腕痛

产后手腕痛也叫作桡骨茎突狭窄性腱鞘炎。日常生活中频繁使用手部，使肌腱在腱鞘内来回滑动，引起腱鞘的充血、水肿、增厚、粘连，可导致狭窄性腱鞘炎。产妈妈虽然不做重体力劳动，但长时间重复单一的劳动，如冷水洗尿布、洗衣服、抱孩子等均容易引起本病。另外，产妈妈体内的内分泌激素波动也可能与本病有关系。

怎样防治产后手腕痛

产妈妈应该注意家务劳动的合理安排，尽量避免劳动的时间过长。当感到手腕部发酸发胀时，应注意休息，同时要用两手交替按摩腕部，直至不适感消失，然后换一种劳动方式。在冬季不可长时间用冷水洗涤，每次洗涤以洗后腕部无酸胀感为度。

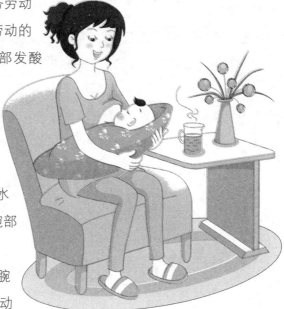

产妈妈一旦出现手腕痛，首先应避免腕部活动和冷水刺激，尤其是手腕部有肿胀时，更应注意。局部可用热敷，或用红花油涂于患处，轻轻揉擦，每日 4 ～ 6 次。如果上述方法无效，或症状加重者可采用封闭疗法，用强的松龙 5 毫克加 1 ％普鲁卡因 1 ～ 2 毫升行鞘内注射，每周 1 次，共 2 ～ 3 次。治疗期间避免腕部过多活动。

大多数患者经鞘内注射后可治愈。对少数病程较长，反复发作或局部封闭治疗无效者，可行手术治疗。

产后怎样预防腰腿疼

本病多因骶髂韧带劳损或骶髂关节损伤所致。一是由于产后休息不当，过早地持久站立和端坐，致使产妈妈妊娠时所松弛了的骶髂韧带不能恢复，造成劳损。二是因产妈妈分娩过程中引起骨盆各种韧带损伤，再加上产后过早劳动和负重，增加了骶髂关节的损伤机会，引起关节囊周围组织粘连，妨碍了骶髂关节的正常运动所致。三是产后起居不慎，闪挫腰部以及腰骶部，先天性疾病，如隐性椎弓裂、骶椎裂等诱发腰腿痛，产后更剧。

腰腿痛的主要临床表现多以腰、臀和腰骶部疼痛日夜缠绵为主，部分患者伴有一侧腿痛。疼痛部位多在下肢内侧或外侧，有的可伴有两下肢沉重、酸软等症。

预防本病的关键在于产后要注意休息和增加营养，不要过早持久站立和端坐，更不要劳动过度和负重；避风寒，慎起居，每天坚持做产后操。

产后怎样预防颈背酸痛

产妈妈如自己给宝宝喂奶（无论哺乳或用奶瓶喂宝宝），如不注意体位调节，经常长时间地低头看着宝宝吃，就可能因颈背部肌肉长时间紧张而疲劳，产生颈背酸痛不适；或者您有躺着哺乳的习惯，经常固定以一种姿势侧卧，也会引起颈背部肌肉紧张，导致颈背酸痛。

保持舒适的哺乳体位，在喂奶的过程中，适时活动颈部，如左右转动、前后仰伸，不要使颈背部肌肉长时间处于同一姿态，卧床休息时要时常变换睡姿。消除了诱因，就能有效地防止颈背酸痛的发生。

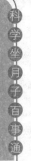

为什么产妈妈在产后阴道痛

许多产妈妈在分娩时，没有做会阴切开术，阴道和会阴部也没有破裂，但却感到阴道部位很疼痛，特别是在笑或大声说话时。其实，一个好几千克的婴儿从狭窄的阴道娩出，总会使阴道扩张和伸展过度，导致淤血和损伤。随着时间的推移，疼痛会慢慢减轻。

 ## 怎样防治产后阴道痛

（1）疼痛部位要洗温水浴。

（2）疼痛剧烈时，可在医生的指导下，用作用温和的止痛药。

（3）避免做对不适处产生压力的姿势，睡眠宜取侧卧位。

（4）不要长久站立或坐。坐位时应垫个软枕头，以缓解不适处的紧张感。

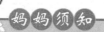 **妈妈须知**

产妈妈应多做促使会阴部组织恢复的运动。方法为收紧会阴部及肛门附近的肌肉，以 8～10 秒钟为宜，然后再慢慢放松肌肉，接着重复做，每天至少做 25 次。这一运动可在任何时间做，以加快血液循环，使损伤的组织尽快康复。

 ## 什么是产后盆腔静脉曲张

盆腔静脉曲张，是指盆腔内长期淤血，血管壁弹性消失，血流不畅，静脉怒张弯曲的一种病变。

造成产妈妈盆腔淤血的原因很多，最主要是由于妊娠期子宫长大，压迫盆腔血管，血液回流受阻，引起淤血。还有产后盆腔血管复旧不良，产后久蹲、久站、久坐、长期便秘等。

由于盆腔静脉淤血，血液循环不畅，可引起下腹疼痛、恶露多、白带增多，还可出现尿频、尿急等膀胱刺激症状，出现痔疮等。

怎样防治产后盆腔静脉曲张

防治该病的方法，除常规治疗外，还要做好产后调养，加强腹肌、盆底肌肉和下肢肌肉的锻炼。

（1）产后注意卧床休息，避免长时间的下蹲、站立、坐的姿势。

（2）保持大便通畅，多吃新鲜蔬菜和水果。若有便秘发生，应早晚服蜂蜜一匙，多吃治疗便秘的食物及食疗方。

（3）经确诊为盆腔淤血者，可按摩下腹部，用手掌在下腹部作正反方向圆形按摩，并同时在尾骶部进行上下来回按摩。每日2次，每次10～15遍。

（4）做缩肛运动，每天做5～6次，每次收缩10～20次。

（5）可采用膝胸卧位锻炼，即胸部紧贴床，臀部抬高，大腿必须与小腿呈直角。每天2次，每次15分钟左右。

（6）卧床休息时，最好多采取侧卧位。在有可能的情况下，卧床可采取头低脚高位。

产妈妈为什么发生肛裂

产妈妈发生肛裂的主要原因有两个方面。一是妇女怀孕后，逐渐长大的胎儿压迫盆腔组织，使血液在盆腔静脉丛内淤积，回流受阻，造成肛门周围组织水肿，抵抗力及弹性下降。二是由于产后出血多，出汗多，精细的食物摄入多，活动少，睡眠休息不足，水及蔬菜、水果摄入少等原因，使粪便干燥。当干硬的粪便通过组织水肿、脆弱的肛门时，就会撑破肛门的皮肤黏膜，鲜血从裂口流出，肛管内的粪便刺激裂开的伤口底部的神经末梢而引起疼痛。

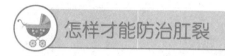

怎样才能防治肛裂

预防肛裂的发生关键在于预防便秘。产后便秘的预防在于改善饮食结构，适量多食一些含维生素及纤维素多的蔬菜、水果。少吃热性辛辣的食物，以保持大便的松软。再者要多饮水，并多饮一些菜汤，增加水分及维生素。产后争取早期下床活动，自然分娩者产后 1～2 天即可下床，初起床时可以先进行一些轻微活动，如抬腿、仰卧起坐、缩肛等，对增强腹部肌力、锻炼骨盆肌肉、协助排便有益处。同时还需要养成每天定时排便的习惯。如果发生了便秘，千万不要强行排便，可放入开塞露等润滑药物，稍待几分种再排便，以避免肛裂发生。

肛裂发生后，每日应用 1:5000 高锰酸钾溶液（产后 2 周）坐浴，每日 1~2 次，大便后加洗 1 次。肛裂疼痛难忍时，可用 1％普鲁卡因局部封闭。久治不愈者，应手术治疗。

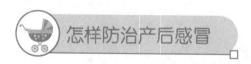

怎样防治产后感冒

产妈妈分娩后一般出汗较多，这时毛孔张开，如果受风寒，极易感冒、咳嗽，不但对产后的恢复健康不利，还会给后半生留下病根，造成痛苦。为了防治感冒，产妈妈穿衣要适当，不宜穿得太少，也不宜穿得过多，更不能频繁穿脱。夜间或白天盖被子也要适当，不可多盖造成汗后受寒，更不能盖得太少造成受凉感冒。

什么是产后尿潴留

尿潴留是月子期间常见的病症，给产妈妈带来生理和心理上的诸多困扰。一般来说，产妈妈在顺产后4～6小时内就可以自己小便了，但如果在分娩6～8小时后，甚至更长时间仍然不能正常地将尿液排出，并且膀胱还有饱胀的感觉，那么就可能是患上了尿潴留。产后尿潴留包括完全性和部分性两种，前者是指自己完全不能排尿，后者是指仅能排出部分尿液。产后尿潴留不仅可能影响子宫收缩，还可能导致阴道出血量增多，也是造成产后泌尿系统感染的重要因素之一。

产妈妈发生尿潴留的原因主要有以下三种：

（1）生理因素　分娩时胎头先露部分对膀胱和尿道的压迫引起这些器官的充血、水肿，因而尿道变窄，妨碍排尿；怀孕后腹壁处于紧张状态，而分娩后腹壁变得松弛，膀胱失去限制后扩张，对尿量增加引起的压力改变不敏感，膀胱往往胀满却无尿意，以致尿潴留。

（2）心理因素　排尿时需要增加腹压，增加腹压会使伤口疼痛，产妈妈因而产生畏惧心理，怕排小便，从而发生尿潴留。

（3）习惯因素　产妈妈分娩后身体虚弱，需卧床休息，尤其是剖宫产后需要在床上解小便，产妈妈不能适应，便发生了尿潴留。

如何预防产后尿潴留

预防尿潴留首先要消除恐惧心理。产后要适量饮水，产后4小时即使无尿意也要主动排尿。如果情况允许，可试着起床排尿或坐在床上排尿。腹部膀胱区用热水袋热敷有利于排尿。还可用小容器盛水，从高处将水倒在低处的大容器内，让产妈妈听着水流声，利用反射促进排尿。如果这些方法还不能使小便排出，应请医生导尿或打针、开药，以便及时纠正尿潴留。

怎样防治产后急性乳腺炎

急性乳腺炎重在预防，产妈妈要注意做到以下几点。

（1）妊娠期要做好乳房及乳头的护理。

（2）每次喂奶前后，产妈妈要洗手，擦净乳头，喂奶后用清洁纱布敷盖乳头并用乳罩托起乳房。

（3）乳汁过多或婴儿吸不净时要用吸奶器吸空乳房。

（4）有淤积奶块时，可先做热敷轻轻用手向乳头方向揉按，使之化开，并将奶汁挤出或用吸奶器吸出。

（5）喂奶时间不应过长，以 15～20 分钟为宜，最多不要超过半小时。不要让婴儿长时间叼奶头或含着奶头入睡。

（6）发生乳头皲裂时要暂停哺乳，用吸奶器吸出乳汁，待伤口愈合后才能直接哺喂。

乳母用药对乳儿有影响吗

正常人服药后，药物进入人体内，或在肝脏解毒，或由肾脏排出。哺乳期的妇女用药后，还有一部分药物经乳汁排出。乳儿如果吃母乳就会把药物也吃下去。一般药物使乳儿产生不良反应的较少。有的婴儿对药物则很敏感。有些药物进入乳汁的浓度较高，也有的药物能在婴儿体内蓄积。新生儿的肝、肾功能不全，药物对新生儿的影响更明显，甚至引起不良反应。乳母如果口服四环素，婴儿吃奶后可能影响骨骼、牙齿的发育。母亲服用磺胺类药物时，可加重新生儿黄疸。母亲服用灭滴灵（甲硝唑），可使乳儿厌食、呕吐。

温馨提示

　　药物虽有治疗作用，但也有不良反应，新生儿对药物较为敏感。所以产妈妈在哺乳期用药时一定要慎重。既要考虑药物的治疗作用，又要考虑对乳儿的影响。如果病情需要服药时，应在医生的指导下选用对乳儿影响不大的药物，用量以最小有效量为宜，一般用药 3 ~ 5 天。如病情较重，需要治疗，而药物对婴儿又有影响时，可以停止哺乳。

哺乳期母亲禁用的药物有哪些

　　（1）抑制泌乳药物　溴隐亭等。

　　（2）抗癌药物　可抑制婴儿免疫力，引起白细胞减少症，如环磷酰胺、阿霉素等。

　　（3）抗凝药物　如阿司匹林，可引起小儿出血、呕吐、腹泻、惊厥。

　　（4）抗精神病药　如奋乃静，可影响小儿智力发育。

　　（5）抗甲状腺药　可引起小儿甲低，影响发育、智力低下。

　　（6）氨基苷类抗生素　如链霉素、卡那霉素、庆大霉素可损伤听神经、肾脏。

　　（7）酰胺醇类抗生素　如氯霉素，乳儿吸乳后可出现腹泻、黄疸等。

　　（8）喹诺酮类　如氟哌酸等，可影响小儿骨骼发育。

　　（9）磺胺类　早产儿和葡萄糖 –6– 磷酸脱氢酶缺乏的新生儿有导致溶血性贫血发生的可能。

（10）巴比妥类　如鲁米那，可引起婴儿的中枢神经系统抑制，出现镇静状态，应禁用。

产妈妈应慎用哪些中药

产妈妈应慎用的中药有以下几种。

（1）破气通导、攻下逐水药　既易克伐产妈妈的正气，又会影响乳汁分泌，不可妄用。如大黄、芒硝、枳壳、枳实、甘遂、大戟、芫花、青皮、牵牛子、车前子等。

（2）消导药　如神曲、麦芽等均有一定的回乳作用，最好不用。

（3）寒凉滋腻、损伤脾胃之品　容易引起食欲缺乏，腹痛胸闷，恶露排出等症状，亦当慎用。如黄芩、黄连、黄柏、山栀、大青叶、板蓝根、玄参、生熟地等。

（4）部分有下行趋势的药物　如无特殊必要一般不用。如牛膝能引血、引热下行，也有回乳作用。

（5）峻猛的中成药　不经过医生同意，最好不要擅自服用。如栀子金花丸、四消丸、消积丸、跌打丸、金匮肾气丸、七厘散等。

上述药物对月子期间的各种生理变化有不良影响，同时还能通过乳汁进入婴儿的体内。而小儿身体稚嫩，对药物比较敏感，容易发生腹痛、腹泻、食欲缺乏、吐奶或便秘、口疮等疾患，所以产后用药要谨慎。

怎样防治产后尾骨痛

产妈妈产后感到脊柱最下端处疼痛，这是因为分娩时骨盆偏于狭窄而胎头较大，胎头在穿过产道时把尾骨挤破了，肌肉也因此而损伤。最明显的表现是仰卧、坐立或入厕用力时会有疼痛感，特别是坐在较硬的东西上可加重疼痛。一般1～2个月会自然痊愈。

防治措施如下：

（1）临近产期时，若胎儿超过 4 千克或骨盆狭窄的产妈妈，应该手术助产或剖宫产。

（2）疼痛时，在患处做热敷，以放松局部肌肉。

（3）躺或坐时，避免疼痛处接触硬物，最好用柔软的垫子或橡皮圈垫。

（4）满月后仍不见好转应去看医生。

 ## 为什么产妈妈产后耻骨痛

耻骨疼痛部位在阴毛的上端，主要症状是蹲着、排便时疼痛。严重时，行走迈不开腿，用不上劲。骨盆是由髂骨、尾骨、骶骨、坐骨、耻骨融合而成的。左右两块耻骨在骨盆前正中连接，形成耻骨联合。耻骨联合中间有纤维软骨，上下附有韧带。怀孕时体内分泌的激素使得耻骨联合处部位逐渐分开，韧带也随之松弛。当产妈妈分娩时，激素就会使耻骨联合的软骨溶解开，特别是第一胎会因用力猛烈而把耻骨联合撑开，

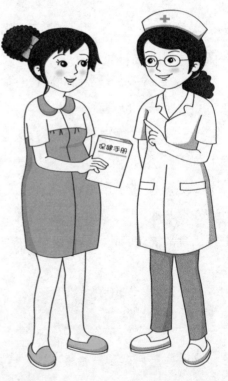

以使胎儿顺利通过。但常常会损伤骨头和韧带，所以产生疼痛。预防的方法有以下几点：

（1）若胎儿达到或超过 4 千克，分娩时应该考虑剖宫产，以免造成

耻骨联合分离和韧带损伤严重。

（2）疼痛轻者休息一段时间就可痊愈，疼痛严重的产妈妈需卧床休息。用弹性腹带固定骨盆也对恢复有些帮助。疼痛严重可以在医生指导下服用止痛药物治疗。

（3）多吃虾、牡蛎等食物，也可以在医生的指导下服用补肝肾类药物。

怎样才能预防子宫脱垂

子宫脱垂，是指子宫从正常位置沿阴道下降到坐骨棘水平下，甚至脱出于阴道外。

怎样预防子宫脱垂的发生呢？首先在产褥早期做简单的康复体操，加强产后锻炼，并且逐渐增加运动量，以促使盆底组织早日恢复。在产褥期不要总是仰卧，应当经常更换体位，如侧卧或俯卧，避免子宫后倾，因后倾的子宫更容易脱出。在做家务时，最好是站着或坐着，避免蹲着干活。产后尤应防止便秘或咳嗽，因这些容易诱发子宫脱垂。如果产妈妈在产后注意以上几点，子宫脱垂的发生就会减少。

怎样预防子宫变位

子宫变位是指子宫向下移位或向骨盆左、右、后侧移位。发病原因是产后下床活动少，长时间仰卧、久坐或习惯向一侧卧位，使子宫在产后恢复期间由于重力作用倒向一侧，随子宫复旧使子宫恒定在盆腔的异常位置。子宫变位的症状为腰酸背痛，腰骶部更明显，下腹部、阴道、外阴部有坠胀感，尤其是久站、走路、劳累后更甚。子宫变位严重者还可以出现尿频、尿急、张力性尿失禁等。

预防子宫变位，首先产妈妈要在月子里休息好。休息时要注意卧位姿势，宜经常变换卧位，防止平卧使子宫后倾，并坚持做子宫复原运动。产褥期无特殊情况可早期下床活动，但不宜做过多或过重体力劳动，也应避免久站、久坐、久蹲。产后恶露不止时应及时治疗，促进子宫复旧。

温馨提示

怀孕期间如有痔疮，在经历分娩之后会加重且疼痛。如果发生了肛肠脱出，应在清洁局部后，以手法还纳，并用会阴垫兜起会阴，防止再脱出。有再脱出时，要及时还纳。痔疮严重者局部肿痛，大便时出血，可用湿热毛巾敷疗局部，涂痔疮膏。产后防止大便干结，可以用开塞露注入肛门帮助排便。坚持做缩肛运动，产后避免过久的站立或蹲位，痔疮可以治愈。

子宫复旧是什么意思

怀孕期间，母体各个系统为了适应胎儿生长发育的需要，要进行一系列适应性生理变化，以子宫的变化最大。子宫腔的容积由非妊娠时的5毫升增大到胎儿足月时的5000毫升，子宫的重量由非妊娠时50克到足月时的1000～1200克。但当胎儿胎盘娩出后，子宫要逐渐恢复至非妊娠时的状态，这个过程就是子宫复旧的过程。

子宫复旧情况可通过产后宫底下降的情况以及恶露的量来观察。正常情况下，当胎盘娩出后，子宫底降至脐下。但12小时后由于盆底肌肉的恢复，子宫底上升达脐平，以后每天下降1～2厘米。大约在产后1周，子宫缩小到约12周妊娠大小，在耻骨联合上方可扪及；在产后10天下降至骨盆腔内，腹部检查时耻骨联合上摸不到宫底；约于产后42天完全恢复正常大小。产后每天观察子宫复旧的情况，要产妈妈先解小便，因为胀大的膀胱易将子宫上推，对判断子宫复旧造成困难。

 ## 预防产后出血有哪些措施

产后出血是可以预防的。

（1）首先做好计划生育，避免多次人工流产、刮宫，减少出血的机会。

（2）产前要定期做产前检查，如有贫血应及时注意治疗。

（3）高危妊娠产妈妈应提前入院待产，对胎盘早剥及死胎应注意防止出现凝血功能障碍。

（4）消除产妈妈思想顾虑，分娩时不要过分紧张，注意饮食、休息、睡眠，避免体力过度消耗。第二产程，应注意勿使胎儿娩出过快，避免产道撕裂妨碍子宫的正常收缩与恢复。

（5）胎盘未剥离前不应揉挤子宫或牵引脐带；胎盘娩出后应仔细检查胎盘及胎膜是否完整，以免有残余胎盘遗留在宫内；手术产后应常规检查软产道，以便及时发现有无裂伤。

 ## 月子里怎样预防产后足跟痛

有的产妈妈生了小孩后足跟痛，每遇潮湿、寒冷则加重，产妈妈对此不要麻痹。

足跟痛的原因是有的产妈妈生产之后，穿拖鞋、赤脚穿凉鞋，不注意避寒凉或不注意休息造成的。也就是由于产后体虚，尤以肾气亏虚未复，而感受寒冷以致足跟痛。足跟为肾所主，妇女产劳损肾气，复遭风冷乘虚而侵袭，以致腰、脚之脉络自行不畅，麻痹而作痛。主要症状为足跟疼痛，休息后减轻，遇热则感舒适，久站、步行稍远或遇寒凉则疼痛明显，甚或较原来疼痛增重，日久不愈。

所以，提醒初产妈妈产后一定要做好预防工作，如防寒凉，不赤脚穿鞋，不要过早下地干体力劳动或家务活等。

 ## 产后怎样预防心力衰竭

患心脏病的产妈妈要重视预防产后心力衰竭。在产后的 6 ～ 8 天内，尤其是产后 1 ～ 3 天，仍存在发生心力衰竭的危险。下面提出几点预防产后发生心力衰竭的注意事项。

（1）产妈妈一定要好好休息，最好请别人带孩子，以保证充足睡眠，避免劳累。可以每天在床上适当活动，以助心脏活动，5 ～ 7 天后再下地活动。

（2）一定注意不要情绪激动，要自我调节情绪。

（3）饮食应吃容易消化的食物，不可吃太油腻的食品，以免增加消化负担。要少吃多餐，要限制食盐。

（4）要注意卫生，防止感染，消毒棉、卫生巾要勤换，内裤要清洁干净。

（5）心功能为Ⅲ级以上的产妈妈不宜哺乳。

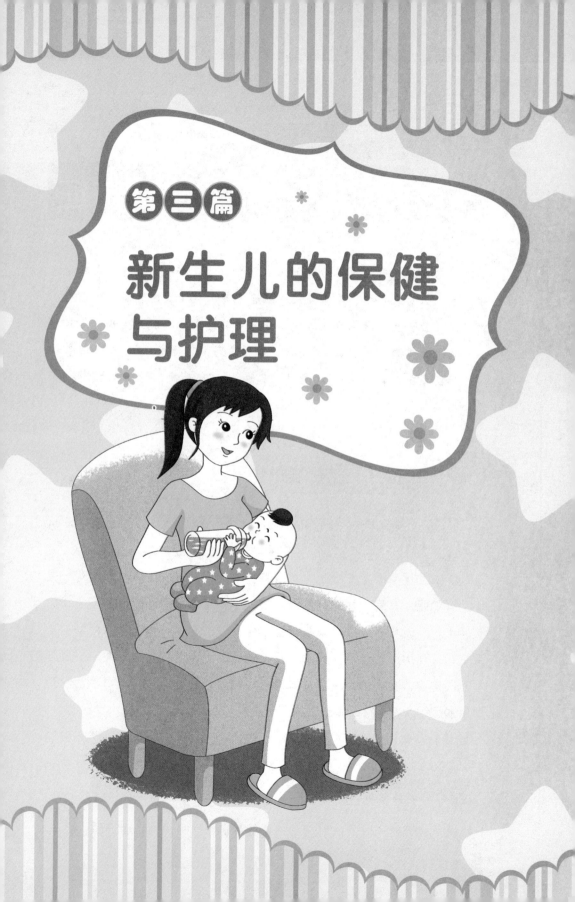

第三篇

新生儿的保健与护理

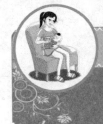

第一章
新生儿的正常生理特征

一般新生儿每天大部分时间都在睡觉，有 18～22 小时是在睡眠中度过的。只有在饥饿、尿布浸湿、寒冷或有其他干扰时才醒来。也有小部分新生儿出生后就不喜欢睡觉，或者说其睡觉比一般新生儿少。只要孩子睡眠有规律，睡醒后精力充沛，情绪良好，食欲好，其身体各器官、各指标发育在正常范围内，就说明宝宝健康。了解新生儿的正常生理特征，做合格父母。

 ## 足月新生儿的标准是什么

足月儿（或称成熟儿）是指胎龄满 37 周至未满 42 周（259～294 天），出生体重 2500～4000 克，身长在 45 厘米以上的新生儿。

正常的足月新生儿出生时都有响亮的哭声，皮肤红润，外覆有一层奶油样的脂肪，肩、背部有少许胎毛，手脚自由地活动，常呈屈曲状。头较大，头发可多可少，眼睛有些水肿，眼常定视。耳软骨发育好。乳头突起，乳房可有结节，腹部膨起。男婴的阴囊里可摸到睾丸，少数可在腹股沟内；女婴的大阴唇基本遮盖小阴唇，可见少许分泌物。足底有较深的足纹，指（趾）甲长达指（趾）端。

 ## 足月新生儿的体重、身长、头围和胸围

体重是身体一切器官和体液的总重量。正常新生儿出生体重为 3000

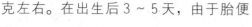

克左右。在出生后 3 ~ 5 天，由于胎便排出，吸入母乳不足，出现生理性体重下降。但在出生后 10 天左右可恢复到出生时体重，以后逐渐增加，每天增加 40 ~ 50 克。

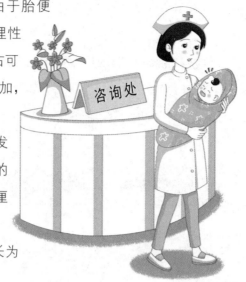

新生儿身长是反映骨骼发育的一个重要指标。一般正常的新生儿出生时平均身长为 50 厘米，其中头长占身长的 1/4。男婴身长比女婴长些。满月时身长为 55.5 ~ 56.5 厘米。

头围是指头颅的周径，新生儿头围的大小间接地反映脑的发育情况和脑壳的大小，是诊断神经系统疾病的重要指标。新生儿的头部比较大，占身长的 1/4。新生儿头围约为 34 厘米，头围过小或过大都属不正常。

胸围代表胸廓的周径大小，反映了胸部皮下脂肪、肌肉、胸廓及肺的发育情况。新生儿出生时胸围约 32 厘米，比头围略小 1 ~ 2 厘米。随着年龄的增长，大约在 1 岁时胸围和头围两者的数值相等，约为 46 厘米。

正常新生儿的体温、呼吸和心率

（1）体温　初生时，新生儿从温度恒定的母体子宫内到母亲体外，体温往往要下降 2℃左右，以后可逐渐回升。一般于生后 12 小时后稳定在 36 ~ 37℃。新生儿的体温调节中枢功能不完善，易受外界环境影响。在寒冷季节不注意保暖或因进食不好可引起体温下降，全身冰凉；反之，环境温度过高（保暖过度），水分蒸发较多，体温就会上升过高。所以，保持周围环境温度的恒定是维持新生儿体温正常的重要条件。

（2）呼吸　新生儿的肺容量小，但新陈代谢所需要的氧气量并不少，所以新生儿每分钟呼吸比成人快，为 35~45 次 / 分钟，主要靠膈肌升降来完成，故新生儿以腹式呼吸为主。新生儿的呼吸中枢不健全，呼吸表现为浅快，常不规则，但不能超过 60 次 / 分钟，也不能低于 30 次 / 分钟。

（3）心率　新生儿心率每分钟约为 140 次（波动范围为 120 ～ 160 次）。小儿哭闹时心率会增加。

 ## 正常新生儿排尿与胎便的情况

（1）排尿　新生儿可在分娩过程中或出生后排尿，大多数新生儿于生后第 1 天排尿。最初几天因乳汁摄入量少，排尿也较少，第 1 周内每天 4 ～ 5 次。1 周后排尿次数明显增多，每天可达 10 余次，多者每天可达 20 多次。尿液透明，微带黄色，尿内含有微量蛋白。出生后 48 小时不排尿者，应到医院检查泌尿系统有无病变。

（2）胎便　新生儿在生后 24 小时内排出黑绿色、黏稠、无臭味的胎便。一般在生后第 1 天排出的是完全胎便，第 2 ～ 3 天排出过渡粪便，呈黄绿色，以后转为正常的黄色大便。母乳喂养新生儿大便呈金黄色，质软均匀，带酸味，每天 1 ～ 2 次。若生后超过 24 小时不排大便，应到医院检查消化系统有无病变。

 ## 正常新生儿的皮肤

刚出生的新生儿皮肤呈浅玫瑰色，比较红润，表面特别是在关节的屈曲部、臀部带着一层油脂（又称胎脂），在出生后的 3 ～ 4 天，新生儿的全身皮肤可变得干燥，表皮逐渐脱落，1 周后就可以自然落净。由于新生儿皮肤薄嫩，毛细血管丰富，保护功能不强，容易受伤，感染后容易发生脓疱疮、疖和其他病症。所以，凡是接触新生儿皮肤的用品，如洗澡用的毛巾、衬衣、尿布、盖被等，最好用柔软的棉布来制作，并保持清洁，以免损伤和污染新生儿皮肤。1 周后新生儿可以洗澡，但一定要注意水温与体温接近或稍高于体温。

在新生儿的臀部、腰、后背等还常可见到蓝绿色的色素斑，称为"儿斑"，这是黄种人的特征，会随着年龄的增长而逐渐消退。

妈妈须知

一般新生儿每天大部分时间都在睡觉，有 18 ～ 22 小时是在睡眠中度过的。只有在饥饿、尿布浸湿、寒冷或有其他干扰时才醒来。也有小部分新生儿出生后就不喜欢睡觉，或者说其睡觉比一般新生儿少。只要孩子睡眠有规律，睡醒后精力充沛，情绪良好，食欲好，其身体各器官、各指标发育在正常范围内，就说明孩子没有睡眠不足。

正常新生儿原始神经反射

正常的新生儿一出生就具有一些暂时的、原始的神经反射行为，这些神经反射是新生儿特有的本能，标志着宝宝的机体发育健全、神经系统发育正常。随着小儿年龄的增长，神经系统逐步成熟，这些原始神经反射分别在出生后 2 ～ 5 个月内逐渐消失，如果出生后未出现这些反射或者这些反射消失过迟，往往提示可能有神经系统某些异常。如新生儿有神经系统发育异常或颅内出血时，这些反射都有可能消失。常见的原始神经反射有以下几种。

（1）觅食反射　用手指或乳头轻触新生儿的口角或面颊部，小儿就会将头转向被触摸的一侧，可伴有张嘴和吸吮动作。这个重要的反射能使新生儿找到和吃到食物。该反射一般在出生后 3 ～ 4 个月时消失。

（2）吸吮反射　将乳头或手指放在小儿两唇之间或口内，小儿即出现有力的吸吮动作。该反射一般在出生后 4 个月左右消失。

（3）握持反射　将手指或笔杆触及小儿手心时，小儿马上将其握紧不放。该反射一般在出生后 3 个月左右消失。

（4）拥抱反射　当用手托起小儿，其中一手托住小儿背部，另一手托住小儿头部和颈部，然后突然放低头部 3 ~ 4 厘米（手仍然托住其头部和颈部），使头及颈部后倾 10 ~ 15°，此时小儿出现两上肢向两侧外展伸直、手指伸开、两下肢伸直，然后两上肢向胸前屈曲内收，呈拥抱状姿势。该反射一般在出生后 4 ~ 5 个月时消失。

（5）踏步反射　用两手托住小儿腋下，扶小儿直立并使其身躯略向前倾，使其足底与床面或桌面接触，小儿就会自动地出现踏步动作或开步走的姿势。该反射一般在出生后 2 个月时消失。

（6）交叉伸腿反射　将小儿仰卧，在其膝关节处用手按住使其腿伸直，再刺激同侧足底，则另一侧下肢会出现先屈曲然后伸直并内收，内收动作强烈时，可将此腿放在被刺激侧的腿上。该反射一般在出生后 1 个月时消失。

 ## 正常新生儿喜欢看妈妈的脸

有的人认为：宝宝一出生是个睁眼瞎，什么也看不见。其实不然。宝宝刚生下来对光反应就敏感，2 ~ 4 周时能两眼凝视光源，能追随物体达身体中线，但新生儿不能把头与眼的运动结合在一起，当头被动转向一侧时，眼不能随头同时转动。新生儿醒来时，眼睛总是睁得大大的，好像在注视着什么，但眼球确实很少活动。

心理学家研究发现，新生儿喜欢看妈妈的脸，是因为妈妈每天喂奶，距离正是在孩子视觉焦距之内。不仅如此，新生儿还具备辨别颜色的能力，对红与蓝色表现不同的反应，对红色比较偏爱。因而可给新生儿看一些颜色鲜艳的玩具，如红色的球，以刺激视觉发育。

新生儿的脐带

脐带是胎儿与母亲胎盘相连接的一条纽带，胎儿由此摄取营养与排除废物。胎儿出生后，脐带被结扎、切断，留下呈蓝白色的残端。几个小时后，残端就变成棕白色。以后逐渐干枯、变细，并且成为黑色。一般在出生后 3～7 天内脐残端脱落。脐带初掉时创面发红，稍湿润，几天后就完全愈合了。以后由于身体内部脐血管的收缩，皮肤被牵拉、凹陷而成脐窝，也就是俗称的肚脐眼。

在脐带脱落愈合的过程中，要做好脐部护理，防止发生脐炎。脐带内的血管与新生儿血循环系统相连接，生后断脐时及断脐后均需严密消毒，否则细菌由此侵入就会发生破伤风或败血症，因此必须采取新法接生。脐带结扎后，形成天然创面，是细菌的最好滋养地，如果不注意消毒，就会发生感染，所以在脐带未脱落前，每日均要对脐部进行消毒。

一般在孩子出生后 24 小时，就应将包扎的纱布打开，不再包裹，以促进脐带残端干燥与脱落。处理脐带时，洗手后以左手捏起脐带，轻轻提起，右手用消毒酒精棉棍，围绕脐带的根部进行消毒，将分泌物及血迹全部擦掉，每日 1～2 次，以保持脐根部清洁。同时，还必须勤换尿布，以免尿便污染脐部。如果发现脐根部有脓性分泌物，而且脐局部发红，说明有脐炎发生，应该请医生治疗。

1周新生儿发育成什么样

当医生为你的宝宝剪断脐带，处理妥当，让他趴伏在你温暖的胸前，和你肌肤相亲时，你是不是已经暂时淡忘了刚刚经历的分娩过程？那种奇妙的感觉是否让你终身难忘？欢喜、惊异、疼爱、恍如梦中等种种感情交织一起，还有几分陌生、几分不知所措。那种做了妈妈的体验变得真实而立体，因为与你血脉相连的宝宝就在你的眼前、你的怀中，触手可及。

刚刚出生的宝宝皮肤红红的、凉凉的，头发湿润地贴在头皮上，四肢蜷曲着，小手握得紧紧的，哭声响亮。新生儿头部相对较大，由于受产道挤压可能会有些变形。头顶囟门呈菱形，大小约2厘米×2厘米，可以看到皮下软组织明显的跳动，是头骨尚未完全封闭形成的，要防止被碰撞。

新生儿面临的第一个任务就是适应外界这个全新的生活环境。与宫内环境相比，外面的世界陌生、寒冷，光线明亮，声音嘈杂，而且四周一下子变得那么开阔。

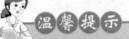

温馨提示

宝宝的小脸看上去有些肿，眼皮厚厚的，鼻梁扁扁的，每个宝宝都有些相像。刚刚出生的宝宝更喜欢自己被被子或毯子包裹起来，这样会让他感到像在妈妈的子宫中一样温暖、安全。但不宜包裹的太紧，以免影响宝宝健康发育。

2周新生儿发育成什么样

宝宝正在继续努力适应这个新的环境。对他来说，外面的世界与妈妈的子宫相比，又喧闹又明亮，有些不习惯。但是你会发现宝宝每天都在进步，他的适应能力是相当强的。出生第一周时宝宝体重大多数会暂时下降，医学上称为"生理性体重下降"，一般下降不超过400克。随着吃奶量的增加，宝宝的体重从第4~5天开始回升，一周之内即可恢复到出生时的体重。同时你会发现宝宝的四肢运动是不自主的、无意识的条件反射，比如受到较大声音的惊吓时，四肢会下意识地向胸前抱拢，这就是新生儿特有的拥抱反射。到第一个月的月末，你将会发现随着宝宝肌肉控制能力的发展，他的动作逐渐变成有意识的行为。从出生到56天，宝宝还具有一种神奇的本领——行走反射，从宝宝出生第8天开始，可以利用这一先天能力加以训练，不仅能使宝宝提前学会走路，还能促进大脑发育成熟和智力发展。

有的宝宝呼吸时会发出呼哧呼哧的声音，这是因为宝宝盖的毯子、衣物上脱落的棉绒和灰尘阻塞了宝宝的鼻腔和上呼吸道，你不用担心，宝宝不是感冒，这个时候的宝宝患伤风感冒的可能性还不大，宝宝只是在努力地呼吸。

你可以试着用小棉签蘸点儿婴儿油，帮宝宝把鼻腔中的污物清除，但动作一定要轻柔，小心扶住宝宝的头，不要让他晃动。

宝宝出生后第一周，母亲可能还没有真正下奶，这很正常，耐心地坚持下去，很快乳汁就会多起来。新妈妈往往对自己的宝宝是否吃饱了没有把握，特别是当宝宝总是哭闹或者刚喂完奶不久就又要吃的时候，妈妈就会感到很困惑。其实这是很正常的，因为这个时期的宝宝基本上仍是吃饱就睡，睡醒就吃，吃奶及大小便次数多且无规律。

3 周新生儿发育成什么样

此时的宝宝各种条件反射都已建立。当你分开他紧握的小手，用一个手指轻触他的掌心时，他就会紧紧地握住你的手指不松手；当妈妈把他抱在胸前，准备喂奶的时候，或是宝宝因饥饿而啼哭时，他都会把头左右摇摆，张开小嘴，拱来拱去地找妈妈的乳头，他已经可以很熟练地掌握吸乳的本领，小嘴一下一下吸吮得十分有力；当你把手慢慢凑近宝宝眼前，到一定距离时，宝宝就会不由自主地眨动眼睛。

现在的宝宝已经能够和你对视。但持续的时间还不长。当宝宝注视你的时候，你也应该很专注地看着他，给他一个充满爱意的笑脸，向他点点头，轻轻地唤宝宝的名字，这些都会让宝宝感到快乐。

宝宝现在还不会有意识地去触摸物体，但是他喜欢你给他做按摩操，喜欢妈妈温柔的触摸、亲切的声音、和蔼的笑脸。这时宝宝的身体还很柔软，抱他的时候一定要注意托住宝宝的颈部、腰和臀部。

如果宝宝经常不明原因地啼哭和烦躁不安，怎么哄也不管用，严重的会产生阵发性的剧哭，每次持续数分钟后才能安静下来，那么宝宝有可能是患了肠绞痛。一般来说，大约有 20％的宝宝在出生后 2～4 周的时候，会出现肠绞痛的症状，发作的时候，宝宝不仅会长时间地啼哭，而且看上去很难受。如果你的宝宝有这种现象的话，你恐怕就要很辛苦，因为这种腹痛是功能性的，经常会发作，没有特别好的治疗方法，等宝宝长大些自然会好。

专家指点

每次腹痛发作时，应该让宝宝取俯卧位，轻轻按摩宝宝背部，以帮助他缓解疼痛，也可以根据医生的建议，服用小儿镇静药。这时的宝宝已经初步表现出不同的性格，有的好哭、好动，不易照料，把父母累得精疲力竭；有的文静乖巧，较少哭闹，特别省心省事。这是由宝宝不同的神经类型和气质类型所决定的，你只能去适应宝宝，而不太可能轻易改变他，这需要父母的耐心。

4周新生儿发育成什么样

宝宝已经满3周了，到这周末宝宝就该满月了！宝宝的出生仿佛还在昨天，可是在妈妈看来这个月却是那么漫长，历经辛苦，备尝初为人母的种种滋味。不过，看到宝宝一天天进步，妈妈再苦、再累，心里也是甜的。

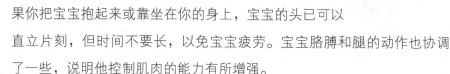

宝宝，早上好！

此时期宝宝的颈部力量已有所加强。可以趴在床上或大人的胸前，以腹部为支撑，把头稍稍抬起一会儿，而且还能左右转动他的小脑袋。如果你把宝宝抱起来或靠坐在你的身上，宝宝的头已可以直立片刻，但时间不要长，以免宝宝疲劳。宝宝胳膊和腿的动作也协调了一些，说明他控制肌肉的能力有所增强。

现在宝宝已初步形成了自己的睡眠、吃奶和排便习惯。有的宝宝夜里已能睡4～6小时的长觉，但宝宝之间的差异很大，有的宝宝夜里还需要妈妈喂2～3次奶。特别是母乳喂养的宝宝，吃奶间隔时间短，因为母乳比较好消化，所以，吃母乳的宝宝的大便次数也比吃牛奶的宝宝多，需要妈妈更多的照料。

这时的宝宝已能辨别妈妈的声音和气味，即使妈妈不在眼前，只要听到妈妈的声音，宝宝就会表现出兴奋的样子。

如果宝宝正因寂寞无聊而啼哭，听到妈妈的声音，宝宝会很快安静下来。如果你给宝宝做过胎教，现在试试看给他播放胎儿时期常听的音乐或故事，宝宝很可能会有明显的反应呢。现在宝宝已能判断声音的来源，听到不同方向传来的声音，宝宝的头就会转向这个方向，但声音的距离不能太远，应在 50 厘米以内，宝宝的眼睛现在已能看清近距离的人和物，目光也会跟随眼前的物体水平移动，特别喜欢看线条较粗、图案简单、颜色鲜明的图画，尤其是人脸的图案。

正常新生儿的视觉

宝宝的双眼运动不协调，有暂时性的斜视，见光亮会眨眼、闭眼、皱眉，只能看到距离 15 厘米以内的物体，所以要想让宝宝看到你，就必须把脸凑近宝宝。大约从 2 个月开始，宝宝可以持续地注视他感兴趣的物体，并随着物体的移动来移动自己的视线；3 个月的时候，注视的时间更长而且灵活，特别是对亲近的人的面孔能注视很长的时间；4 个月的宝宝表现出对不同颜色的喜好，他们多数比较喜欢红色的物体；5 ~ 6 个月以后，宝宝开始能够注视距离较远的物体，如飞机、月亮、街上的行人等，并开始对事物进行积极的观察。

正常新生儿的听觉

宝宝刚出生的时候，因为耳朵里的羊水还没有清除干净，听觉还不很灵敏。随着宝宝的听觉慢慢改善，对强烈的声音刺激会产生震颤及眨眼反应。如果用持续、温和的声音在离宝宝耳朵 10 ~ 15 厘米处进行刺激，宝宝会转动眼球甚至转过头来。当然，宝宝最喜欢听的还是妈妈的声音，大概是因为在子宫里听惯了妈妈的语调。大约在 3 个月的时候，宝宝能分辨出不同方向发出的声音，并会向声源转头；3 ~ 4 个月的时候，就能倾听音乐的声音，并且对音乐（如催眠曲）表现出愉快的表情；4 个月的时候，宝宝能分辨出大人发出的声音，如听见母亲的说话声就高兴起来，并开始发出一些声音，好像是对大人的回答。

正常新生儿的动作发育

动作的发育是以骨骼、肌肉、神经系统的生理发育为前提的。发育的顺序是从上部到下部，从中间到边缘，从整体到部分。新生儿的动作发育是从头开始的，全身动作发育的顺序先是头部竖直，然后依次是抬头、翻身、坐、爬、站、走、跑、跳。

新生儿出生时全身只会乱动，动作不协调，也不能改变自己身体的位置。新生儿仰卧在床上时，头仅能向左右转动，四肢会伸缩、弯曲，做拥抱姿势。俯卧时四肢呈游泳状态，头不能抬起。到满月时能试着抬头但无力，只能使鼻部离开床面，将头转向一侧便于呼吸。竖抱时头不能竖立。由于本能的反应，小手会抓握呈拳头状。

正常新生儿的语言能力

宝宝降生时的第一声啼哭，是他人生的第一个响亮的音符。新生儿期语言发育处在简单发音阶段。宝宝在第 1 ～ 2 个月内，偶尔会吐露让人听不懂的"啊""喔"等音，宝宝这种"咿呀"语，是学习语言的前兆，并不是在模仿大人，他这样做是为了听到自己的声音，他还用不同的声音表示不同的情绪。"咿呀"语和真正的语言不同，它不需要去教。

正常新生儿的嗅觉、味觉

嗅觉是由挥发性物质发出的气味，作用于嗅觉器官感受细胞而引起的。在嗅觉中起作用的细胞位于鼻腔内，当有气味的气体接触鼻黏膜时，人们就能感受到各种气味。如果伤风、鼻炎使鼻黏膜发生炎症，嗅觉的感受性就会大大降低。人的嗅觉系统不如一些动物那样敏锐，但对人类的生存仍然提供了重要的信息。有毒的物质除了苦味以外，常会产生使人恶心的臭气，有害的细菌常常产生难闻的腐烂气味，这些都不同程度地起到警告信号的作用。新生儿出生时嗅觉系统已发育成熟了，因而对刺激性气味反应强烈。哺乳时，新生儿闻到乳香味就会积极地寻找乳头，并能对茴香、醋酸等怪味加以分辨。

人是通过舌尖上的味蕾来区别不同味道的。通常把味觉分成酸、甜、苦、咸 4 种。舌面上的不同部位对味觉的感受亦略有不同。舌头部对甜味最敏感，舌的两侧对酸最敏感，两侧前部对咸味最敏感，舌根部对苦味最敏感。除了舌的感受部位能区别味道外，味觉的强弱还与机体的需求有关。饥饿的人对甜、咸味感受性增高，对酸、苦的感受性降低。人的味觉除了通常说的能提高食欲外，还有一定的防御功能。比如，对从未体验过的味道或有毒的物质，能够通过味觉的变化来加以判断。

新出生的小儿，味觉已发育得很好了。

上述 4 种味觉都已基本具备。在新生儿出生后仅 2 小时，就已能分辨出许多味道：用甜的糖水喂他，表示愉快；对柠檬汁等酸苦的味道，表现出痛苦。一般来说，新生儿喜欢奶味、甜味，不喜欢过咸、过酸或苦味。因此，有些家长片面地认为孩子小不懂好坏，不知味道，给他喂什么就吃什么，这种想法是没有科学道理的，也不利于增强新生儿的食欲。

正常新生儿的情感世界

新生儿出生后就具有愉快和不愉快的情感。这些情感都是与他的生理需要联系起来的。当需要得到满足，如吃饱穿暖睡好就愉快；当需要不能满足，如饥饿、疲倦、未睡好就哭闹。哭的时间和次数在新生儿期最多。

哭声是新生儿表示需要的语言，是引起成人关注他的生理和心理上的需要，是新生儿得以生存的一个无条件反射。新生儿在哭的同时，呼吸及语言发音器官也自然地得到锻炼和发展。

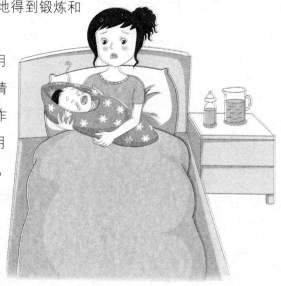

新生儿在出生后1个月中，能通过感觉、动作、情感的发育，对外界的刺激作出各种不同的反应，这说明新生儿已开始了心理活动。但与成人相比，这种心理反应是低级的，只是一个人意识活动的开端，还处于原始的形态、刚开始起步的阶段。

妈妈须知

新生儿生来就会笑，这是本能的笑，是生理性微笑。3周后，由于经常接受母亲的爱抚、搂抱和喂奶，注视母亲的脸，从而建立了条件反射，出现社会性微笑。每当听见人声、看到人脸就会微笑。这是依恋母亲情感的开端。

正常新生儿也很有个性

新生儿出生后，父母马上就会发现，他们在个性上存在差别。

有的新生儿非常老实、安静，比较容易带养。他们睡眠时间长，如果不十分饿就不会醒，当肚子饿了就"咕噜咕噜"地吃奶，也不怎么哭。若是吃母乳，就会把两侧奶全部吃空；若是喝牛奶也能轻松地喝掉100多毫升。喝完奶就要小便，换尿布时显得很高兴，然后又不知不觉地睡着了。夜里一般再醒 1 ~ 2 次，每次换完尿布喝完奶又马上睡着了。每天一般大便 1 ~ 2 次。这样的小儿称为易抚养型小儿。

但是，有的新生儿就不那么老实，带养起来比较费劲。他们对外界刺激很敏感，有一点儿声响马上会醒，醒来后如果尿布湿了就哭，表现出不高兴，即使换了尿布，如果肚子饿了仍然哭个不停。这种孩子如果是吃母乳，吃了 6 ~ 7 分钟后饥饿感一消失就不再吃了，此时小孩肚子并未吃饱。如果再硬塞奶给他吃，他就会把吃进去的奶全部吐出来，过10分钟后他又因饥饿而啼哭，再吃 5 ~ 6 分钟奶才能睡去。如果是喝牛奶，奶嘴稍有不通畅就哭，甚至把奶嘴吐出来不吃了。有时很庆幸把牛奶喝完了，刚过 20 分钟又把奶全吐出来，这种情况多见于男婴。由于每次吃奶量和吐奶量均不同，饥饿的时间也就不同，所以喂奶时间也就没有规律了。这样的小儿称为抚养困难型小儿。宝宝的个性受遗传因素的影响，但也与母亲怀孕期间的环境和生活方式有关，如母亲怀孕时行动活泼与否、说话声音的大小、母亲身体状况、生活的外部环境等。

宝宝的个性在婴儿期表现得最充分。宝宝的个性差异往往会影响父母对他们的照看方式，被认为听话好带的宝宝往往会接受更多的爱抚；反之，如果父母一开始就发现他们的宝宝是属于"困难型"的，他们也许会以对待"困难型"宝宝的方式对待他们的宝宝，久而久之，这种方式会影响宝宝的性格发展，甚至会影响宝宝的智力、情绪特征和社会交往能力。

值得提醒的是：父母及经常照顾宝宝的人必须要注意，应当给"困难型"的宝宝更多爱抚、照看和护理。

新生儿是怎样形成依恋妈妈的习惯的

依恋是指婴儿和照看人之间亲密的、持久的情绪关系，表现为婴儿和照看人之间相互影响和渴望彼此接近，主要体现在母亲和婴儿之间。

依恋的形成和发展分为四个阶段，包括前依恋期、依恋建立期、依恋关系明确期、目的协调的伙伴关系。在新生儿期主要表现为前依恋期。前依恋期即出生至2个月，宝宝对所有的人都做出反应，不能将他们进行区分，对特殊的人（如亲人）没有特别的反应。刚出生时，他们用哭声唤起别人的注意，他似乎懂得，大人绝不会对他们的哭置之不理，肯定会与他进行接触。随后，他用微笑、注视和"咿呀"语与大人进行交流。这时的婴儿对于前去安慰他的人没什么选择性，所以，此阶段又叫无区别的依恋阶段。

对新生儿影响最大的是母亲。母亲是否能够敏锐而且适当地对宝宝的行为做出反应，是否能积极地同她的小宝宝接触，是否能在孩子哭的时候给予及时的安慰，是否能在拥抱她的小宝宝时更小心体贴，是否能正确认识小宝宝的能力，等等，都直接影响着这种母子依恋的形成。

新生儿对母亲和父亲的依恋几乎是同等程度的，尽管通常是母亲和宝宝在一起的时间多。但母亲和父亲在同宝宝的关系上有一些区别，父亲通常更充满活力，母亲则更温柔而且语言更多一些。

 ## 新生儿血液循环有什么特点

新生儿呼吸开始后，肺部扩张，血液从心脏急速流入肺部血管，寻求刚吸入的氧气。因为血流多集中于躯干，四肢血流较少，故新生儿手脚容易发冷，出现青紫。新生儿心跳很快，每分钟120～140次，几乎比成年人快1倍。新生儿进行一次完整的血液循环只需约12秒钟，而成年人则需约32秒。

 ## 新生儿的消化有什么特点

新生儿的胃容量小，胃呈横位，容易发生溢乳及吐奶。新生儿吃奶后，即使打个嗝，有时也会从嘴里流出乳汁。这是一种正常生理现象。如果持续吐奶，有时像喷泉似的大吐一番，且呕吐物中有似黑色咖啡的东西，应立即送医院检查治疗。另外，新生儿肝糖元储备少，应警惕其发生低血糖。

新生儿排泄有什么特点

出生后12小时左右，新生儿开始排胎粪，其粪呈墨绿色或黑色黏稠状。48小时左右后，变为混着胎便的乳便，这叫过渡粪。3～4天内，大便变成没有胎便混合的棕黄色大便。用母乳喂养孩子，大便呈金黄色；喂牛奶的新生儿，大便呈淡黄色。其排便次数因人而异，一般每天在3～4次。

如果新生儿出生后24小时仍无大便排出，应检查有无肠道畸形，如直肠闭锁、无肛等。

通常宝宝在出生后不久即应排出小便；若在出生后48小时仍未排尿，则属于病态，需及时就诊。正常新生儿每天小便可达10～15次，为淡黄色或无色，清亮透明，无异味。若尿的次数明显减少，或尿的颜色异常，为红色或深黄色，能染黄尿布，或者气味异常，有臭味、霉味，则属不正常，应及时到医院检查。

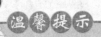

在新生婴儿的鼻头上，通常会看到一些排列不规则的细小白点，两颊上也会出现，它们是乳斑或叫粟粒疹。妈妈不要为此担心，不需要任何治疗，持续一段时期，会自然消失。

新生儿睡眠有什么特点

新生儿除吃奶或尿布潮湿时觉醒外，几乎都在睡觉。睡眠多是新生儿的特点。新生儿睡眠多，一方面是生长发育的需要，另一方面也是他的脑神经系统还没有发育健全，大脑容易疲劳的缘故。正常新生儿每天睡眠时间为 20 ～ 22 小时。但也有差异，有的睡眠时间稍短些，但只要精神状态很好，也不必担心。随着孩子的一天天长大，睡眠的时间会渐渐地缩短。

如果新生儿白天清醒的时间逐渐增多，那么夜间的睡眠时间就应相应延长，要逐渐建立起白天少睡，夜间熟睡的习惯，能睡的孩子长得壮，长得高，可见睡眠对孩子的发育关系极大。

早产儿有什么特点

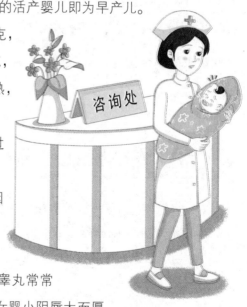

胎龄满 28 周但不足 37 周的活产婴儿即为早产儿。早产儿的体重大多不足 2500 克，即便个别体重达到了 2500 克，但因胎龄不足，器官发育不成熟，功能不健全，仍易出现并发症，需加以特殊护理，帮助其度过危险期，避免留下后遗症。

（1）体格　皮肤松弛，因皮下脂肪少，皮肤皱纹多；指甲软而薄且未达指端；软骨发育差，耳郭贴在头骨处；男婴睾丸常常未降到阴囊仍停留腹股沟中，女婴小阴唇大而厚。

（2）体温　早产儿体温中枢发育不全，体温调节功能较差，体温易受环境温度影响；体表面积相对较大，散热多而肌肉运动少，分解代谢低，产热少，故体温易偏低；早产儿的汗腺发育不良，出汗不畅，当环境温度高时易发热。

（3）呼吸　呼吸中枢发育亦未成熟，肌肉较软弱，胸廓扩张不好，故常有肺膨胀不全；呼吸浅而快，常满足不了机体对氧气的需要，在吸吮时可出现暂时性发绀。

（4）消化　吸吮力弱，肠蠕动少，消化酶不足，吸收脂肪能力弱，易发生呕吐、腹泻、腹胀症状；肝功能不全，凝血因子不足，易发生出血性疾病。

早产儿外观有什么特点

早产儿外观特点显示为皮肤红嫩，胎毛较多，且细、软、长；头比较大；耳郭发育不好，常因受压而紧贴头部；乳房结节常不明显；躺在床上时四肢虽然可呈屈曲状态，但四肢肌张力低下。指（趾）甲软，一般不超过甲床；足底纹理稀少，仅在足底的前1/3处有两条；男孩的睾丸常未降到阴囊内，女孩则大阴唇不能完全遮蔽小阴唇；哭声常较弱。

早产儿存在哪些方面的健康问题

早产儿主要存在以下方面的健康问题。

（1）呼吸　由于肺部尚未发育成熟，所以大部分早产的宝宝会出现所谓的呼吸窘迫综合征（RDS）。

（2）免疫系统　早产儿由于免疫系统尚未发育正常，因此对疾病的抵抗力不及足月的婴儿强。

（3）温度调节　早产儿的体温调节效率较差，所以经常不是太冷就是太热。另外由于皮下脂肪较少，故皮肤隔热的功能也不及足月的婴儿。

（4）反射　反射发育不全，尤其是吸吮反射不足，会造成喂食上的困难。早产儿通常需要各种管道喂食。

（5）消化　早产儿的胃很小且很敏感，这意味着宝宝不太能够把食物保持在消化道中，也很容易呕吐。消化系统的不成熟使他很难消化必需的蛋白质，所以必须给他已处理好且不需要消化的营养素。

温馨提示

对早产儿而言，每天的生活就像上坡一样辛苦。宝宝的情况可能时好时坏，这点会令父母感到不安和焦虑。然而有一点值得注意的是，妊娠32周之后出生的宝宝大多会发育正常；而妊娠37周出生的宝宝，则存活率与足月的新生儿几乎一样。

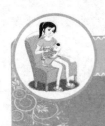

第二章

新生儿的哺乳与喂养

母乳含有宝宝所需要的全部营养，容易消化、吸收，可被宝宝机体有效利用。一个健康的妈妈基本可以提供宝宝正常生长到 6 个月所需的营养素、能量及液体量。哺乳不仅能供给宝宝营养，同时还能提供一些可供宝宝利用的现成物质，如脂肪酶等，直到宝宝体内可以自己合成。如果母乳分泌不好，或随着孩子长大，母乳分泌不足时，不得不用人工喂养补充其不足的部分，这就叫作混合喂养。

母乳喂养对宝宝的好处

母乳含有宝宝所需要的全部营养，容易消化、吸收，可被宝宝机体有效利用。一个健康的妈妈基本可以提供宝宝正常生长到 6 个月所需的营养素、能量及液体量。哺乳不仅能供给宝宝营养，同时还能提供一些可供宝宝利用的现成物质，如脂肪酶等，直到宝宝体内可以自己合成。

由于宝宝的肠胃消化及肾脏排泄功能还没发育完全，无法承受过量的蛋白质与矿物质。母乳中的蛋白质与矿物质含量虽不如牛乳，但其比例却利于吸收，使宝宝既能吸收到营养，又不会增加消化及排泄的负担。母乳中也有良好的脂肪酸比例，不但容易吸收，还含有足够的必需脂肪酸供给宝宝正常发育。母乳中含有足够的氨基酸与乳糖等物质，对宝宝脑发育有促进作用。母乳不但能提高宝宝的免疫能力，保护宝宝免于感染、预防腹泻及呼吸道感染，更能降低宝宝的过敏体质。母乳对宝宝的免疫功能最重要的是产后 7 天内分泌的初乳（含抗体、排便因子），妈妈应尽可能地哺给宝宝。

温馨提示

　　母乳喂养对宝宝的人格发展及亲子关系的培养更有极密切的关系。哺乳过程中，妈妈慈爱的目光及温柔的抚摸，极大地满足了宝宝对温暖、安全及爱的需求。在可能的情况下，妈妈们一定尽量去满足。这对宝宝和妈妈都是十分必要的。

母乳喂养对妈妈的好处

　　（1）母乳喂养有利于母婴间的感情交流，培养良好的母子关系，使妈妈更爱宝宝。

　　（2）哺乳期间妈妈的排卵会暂停，可以达到自然避孕的效果。

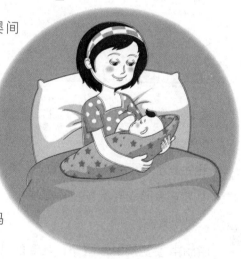

　　（3）哺乳可以减少妈妈患卵巢癌、乳腺癌的危险，保护妈妈健康。

　　（4）哺乳可以促进妈妈子宫的收缩，减少阴道出血。

　　（5）母乳喂养可有效地消耗怀孕时累积的脂肪，促进妈妈身材的恢复。

　　（6）给宝宝喂母乳的妈妈更富有成就感、更加自信。

母乳喂养对家庭的好处

（1）母乳经济实惠不需花钱购买，也不用购买奶瓶、奶嘴及消毒用具，大大节省了家庭开支。同时，由于母乳可以提高宝宝的免疫力，减少了宝宝看病就医所需的费用及家人为照顾生病宝宝付出的精力，减轻了家庭负担，提高了父母的生活品质。

（2）母乳卫生方便、温度适宜，可以随时、随地满足宝宝吃奶的需要。免去了配奶、温奶、洗刷奶瓶及奶嘴的麻烦。

（3）人工喂养的宝宝需较早补充维生素、矿物质，而母乳喂养的宝宝可延迟添加或不添加。

（4）母乳不需配置，减少了配奶过程中可能的污染。

（5）母乳喂养的妈妈对宝宝比较慈爱，有助于宝宝的智能发育，有助于家庭和睦。

 母乳的营养成分

母乳中包含有蛋白质、脂肪、糖类、矿物质、维生素、酶及水等各种营养成分。

蛋白质分为乳白蛋白和酪蛋白，其中乳白蛋白量占 2/3，营养价值高，在胃中遇酸后形成乳状颗粒，凝块小，易于消化。人乳蛋白质为优质蛋白质，利用率高。

脂肪中主要是中性脂肪，其三酰甘油易于吸收和利用。脂肪酸含量较多，有利于婴儿神经系统的发育。母乳中的脂肪提供的热量占总热量的 50％。

碳水化合物主要是乳糖，它是一种易于消化的能量来源。在婴儿的小肠中，乳糖变成乳酸，有利于小肠功能的正常发挥，并能帮助吸收所

需要的钙及其他物质。人乳中的乳糖多系乙型乳糖，在小肠中刺激双歧杆菌的发育而抑制致病性大肠杆菌的滋生，有利于预防肠壁遭受细菌侵袭。

矿物质以钙为主要成分，其次是钾、磷和钠，最少的是镁、锰、硫、铁。矿物质的含量足够出生后 4 ~ 6 个月婴儿的需要（除铁以外）。母乳中所含骨骼生长需要的钙和磷的比例适当，易于吸收和储存。铁含量少，婴儿 4 个月后要补充铁质食物。人乳中矿物质含量比牛乳少，能减轻婴儿肾功能的负担。

维生素的含量与母亲饮食有关。如果母亲饮食安排合理，则母乳内的维生素 A、B 族维生素、维生素 C、维生素 D、维生素 E、维生素 K 等含量能得到保证；若母亲营养不足导致母乳营养成分不足，则需另外给婴儿补充维生素。

酶能帮助消化，有利于乳汁消化吸收。母乳中有淀粉酶和过氧化氢酶，能帮助脂肪的消化和吸收；还有较丰富的溶菌酶，能促进免疫球蛋白的活动。

水在人乳中占很大的比例，婴儿新陈代谢旺盛，热量需要较多，又加上肾功能未发育成熟，因此需要较多的水分来适应新陈代谢的需要。

 ## 母乳喂养有利于母亲避孕

如果采用母乳喂养的话，因小儿吸吮刺激，使催乳素分泌增加，促进产乳量，同时抑制排卵，可避免怀孕。当然，绝对避免是不可能的，仍有怀孕的可能。因此，哺乳母亲仍需要用其他避孕措施。

出生后何时开始喂奶好

产后如母亲和孩子都很健康，可于生后 1 ~ 2 小时开始第一次哺乳

（开奶）。一般的新生儿，均可在生后4～8小时开奶。尽量提早开奶时间，对母子都有好处。初乳里面含有较多的蛋白质，且其中有对婴儿具有保护作用的免疫球蛋白，也就是抗体。其中的一些免疫球蛋白在生后3日内含量最高，以后迅速下降。例如，小婴儿容易发生大肠杆菌感染，引起腹泻，甚至发生败血症。而此时母乳可大量供给抗大肠杆菌的抗体，正可抵抗这种细菌的感染。此外，提早开奶还可避免乳房肿胀与脓肿的发生，有利于今后持续泌乳。

 ## 怎样给宝宝哺乳

最初的哺乳，妈妈一般是坐在床上，用几个枕头支撑着背部，一只手把婴儿抱在怀里。喂奶前，妈妈必须用热毛巾把乳房和手擦干净，然后，一手夹住乳房，轻轻塞进婴儿嘴里——不仅是乳头，连同乳头下面的乳晕（乳头周围的黑圈）都带进婴儿的小嘴。妈妈会看到，婴儿的两颊张得很大，整个嘴都被乳房占满，颊部肌肉在不停地动，两只小耳朵也随之在动。不用担心新生儿不会吃，他为了寻找食物，天生有寻找奶头的本能。

在出生10天以内，喂奶前，只要妈妈把宝宝的脸颊靠近自己的身体，宝宝就会本能地转向妈妈的乳房，去寻找乳头。

有的妈妈在喂奶时，婴儿的吮吸会使另一个乳房渗出乳汁来。这时可以用一个乳垫或奶套放在乳头上，接住乳汁。

 ## 为何不要弃掉初乳

产后从1～5天或到7天内母亲所分泌的乳汁称为初乳。有的母亲分娩后几天内不给新生儿喂奶，认为初乳营养不丰富，乳汁不干净，往

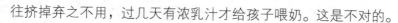

往挤掉弃之不用，过几天有浓乳汁才给孩子喂奶。这是不对的。

初乳呈黄白色，稀薄似水样，内含有很多蛋白质和矿物质，较少的糖和脂肪，最适合新生儿的消化要求。根据对产妈妈 1 ~ 16 天母乳营养成分调查结果表明，初乳中不但营养很丰富，而且免疫球蛋白含量很高，含有大量的免疫物质，能保护新生儿娇嫩的消化道和呼吸道的黏膜，使之不受微生物的侵袭。而这种物质在新生儿体内含量极低，如果用初乳喂养新生儿，可使新生儿在出生后一段时间内具有防止感染的能力。初乳中含有中性粒细胞、巨噬细胞和淋巴细胞，它们能直接吞噬微生物异物、参与免疫反应的功能，所以能增加新生儿的免疫能力。

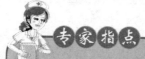

专家指点

初乳含有丰富的微量元素，如锌对促进新生儿的生长发育特别是神经系统的发育很有益处。初乳还有轻泻的作用，它可以使新生儿的胎粪尽快排出。初乳对宝宝真的很重要啊！

什么样的姿势有利于哺乳

正确的哺乳方法可减轻母亲疲劳，防止乳头疼痛或损伤，避免婴儿发生意外。母亲可侧卧在床上或半卧倚在床头的靠背上，能坐在有靠背的椅子上更好，以感到舒适即可。同时应精神愉快，眼睛看着婴儿。抱起婴儿，母婴胸腹部紧贴，婴儿脸向着乳房，婴儿会有个自然的反应，即会自己寻找乳头。如果他把头转开，只要轻摸他的下巴，他就会转过头来寻找乳头。婴儿只吸吮乳头是吸不到奶的，应吸入大部分乳晕。如果奶量充足，可听到婴儿规律的吞咽声。吸空一侧乳房后换另一侧，每次轮流从一侧开始，这样可使两侧乳房都有机会吸空。注意不要让乳房堵住婴儿的鼻孔，以防窒息。一般每次喂奶在 15 ~ 20 分钟，最长不超过 30 分钟，但不应严格限制时间，以吃饱为度。婴儿吃饱后即会自动吐出奶头，并安静入睡。

新生儿吐奶怎么办

一般说来，新生儿有点吐奶这是正常现象。在出生一两天里，有的新生儿甚至会把吃进去的奶全部吐出来，只要排过胎便，对这种现象也不必担心。

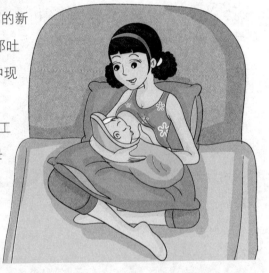

无论是母乳喂养还是人工喂养，新生儿吃过奶以后，母亲要把孩子抱直，让他打个饱嗝。因为新生儿吃奶时会同时吸入一些空气，如果胃里的空气多了，新生儿又处于躺着的姿势，就会把吃进的奶随着打嗝吐出来。喂完奶后要使新生儿直立起来，轻轻地拍拍他的后背，这样既能使空气随着打嗝排出，又能够避免吐奶。

新生儿呕吐后能马上再喂奶吗

新生儿刚吃过奶后，不一会儿就全吐出来了，这时有些家长可能怕新生儿挨饿，马上再喂。遇到这种情况时要根据新生儿当时的状况而定，有些新生儿吐奶后一切正常，也很活泼，则可以试喂，如果新生儿愿吃，那就让新生儿吃好。而有些新生儿在吐奶后胃部不舒服，这时如果马上再喂奶，新生儿可能不愿吃，这时最好不要勉强，应让新生儿胃部充分休息一下。一般情况下，吐出的奶远远少于吃进的奶。所以，父母不必担心，只要新生儿生长发育不受影响，偶尔吐一次奶，也无关紧要。当然，如果每次吃奶后必吐，那么就要做进一步检查，以排除疾病而致的吐奶。

 ## 新生儿一哭就喂奶好不好

出生一周内的新生儿如果啼哭，一般就是饿了。他肚子饿了就会哇哇地哭，当他吃饱了就会心满意足地入睡。宝宝一哭，妈妈就把奶头塞进他的小嘴，这是很自然的。只要母乳充足，可以让新生儿自己来决定吃奶的次数和时间。如果孩子睡得正香甜，喂奶的时间到了，硬把他弄醒了来吃奶，反而不好。

 ## 合理安排哺乳的时间和次数

哺乳的时间　刚出生不久的婴儿，每次吃两三分钟，就可以稍事休息再吃。但是，过两三周以后，就可以在10分钟左右吃完必需量的70％～80％，如吃15～20分钟，婴儿就会自己吐出奶头睡着了。如婴儿吃完奶，吃饱了入睡了，而乳房内还有剩下的奶，一定要把余乳吸出，以防淤乳后乳腺炎，或者影响乳汁的分泌。

哺乳的次数　从出生到两三周，母亲泌乳不好，婴儿也还不习惯，所以仍然是不规则的和多样的。过两三周以后，如果母乳分泌得旺盛了，婴儿吸吮力也增强了。每隔2.5~3小时，婴儿就会有要求吃奶的样子。两个月以前的婴儿，一般喂奶的时间是6时，9时，12时，15时，18点，22时；夜里的时间可稍延长一些，到清晨2时，共7次。过了3个月的婴儿，夜间尽可能不喂奶。喂奶的时间是 6 时，10 时，14 时，18 时，24 时，共 5 次。

哺乳的时间一定，对孩子养成规律性的习惯是很好的。这对母亲的乳房也是一种良性的刺激，但也不必过分生硬。如果喂奶的时间到了，孩子还睡得正香甜，也就没有必要把孩子弄醒吃奶。

然而，对两个月以前的婴儿，想吃的时候，就让他吃，不必太强制。婴儿离开母体到外界生活，万事的步调都要循序渐进，才会给婴儿带来好的效果。

 ## 什么情况下应考虑母乳不足

如果只从婴儿的情绪好及满足的样子，就认为母乳分泌得顺利，这种疏忽大意的看法是很危险的。看母乳是否充足，请记住以下各点：

（1）哺乳时间过长。一般婴儿哺乳的时间为 15 ～ 20 分钟。如果吃奶的孩子吃了 30 ～ 40 分钟仍不肯离开奶头，首先应该怀疑是不是母乳不足。

（2）两三个月的婴儿哺乳间隔一般为 4 小时左右。如果哺乳后只过了 2 小时，极端时甚至不到 1 小时，婴儿就像诉说饥饿一样的哭泣。有这种情况时，也要考虑是否母乳不足。

（3）体重增加得少（能除外其他原因时），则表现出了母乳明显不足。因婴儿的生长是非常迅速的，到生后 3 个月约是出生时体重的 2 倍，1 岁时则为出生时体重的 3 倍。所以如果母乳喂养顺利的话，体重的增加不会明显地低于一般水平。

除此之外，引起婴儿便秘或腹泻的，也有母乳不足的原因。外行人难以对此种情况作出判断。观察一下婴儿吃奶的样子也很重要。例如，是稍稍一吸吮奶就出来了，还是吸吮几次婴儿就哭起来了。

以上仅举出观察母乳不足的几种方法，当然也还有其他的方法。有的时候要作出综合判断才更可靠些。

妈妈须知

怀疑母乳不足时，当婴儿刚吃完母乳就再给予牛乳，也是一种试探的办法。婴儿如仍能咕咚咕咚喝牛奶，情绪也很好，则提示出母乳不足。

母乳喂养孩子多大最好

出生后两三个月的婴儿，母乳是不可缺少的。但婴儿过了 6 个月以后，即便母乳分泌得好，母乳也不能供给婴儿这个时期发育所需的足够的营养。特别是由于钙和铁质的不足。所以从这个时期开始，就必须给予乳汁以外的其他营养品。

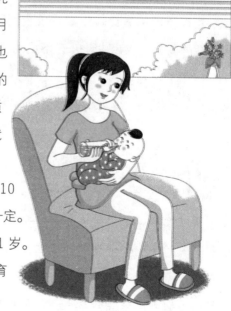

最近，有些人认为，"孩子 8 ~ 10 个月断奶为佳" 是定论了。其实不一定。给孩子断奶的时间，恐怕有必要到 1 岁。到了 1 岁，婴儿的胃肠功能的发育才准备好了承受母乳以外的营养品。

什么是混合喂养

母乳分泌不好，或随着孩子长大，母乳分泌不足时，不得不用人工喂养补充其不足的部分，这就叫作混合喂养。混合喂养总是用于母乳不足的时候，所以重要的是必须弄清楚母乳是不是真正的不足。

在混合喂养方面，有把母乳与牛乳一起给予的，和先吃母乳其他时间再给予牛乳的。在哺乳时一起给予的，是让婴儿先吃母乳，其后再用牛乳来补充不足的部分。但是，母乳每次分泌的量不一样。分泌的量充足时，孩子就不太喝牛奶了。因而吃剩下的牛奶，就不要硬让孩子"吃完"。

过了三四个月的孩子，也有因记得母乳的味道而讨厌牛乳者。所以在这种时候要先给他吃一定量的牛乳，其后再给孩子吃母乳。母亲千万不要自己先紧张，否则这种情绪会传给婴儿。

母乳与牛乳分别授的方法，是一次授给足够的量，延长母乳间隔的时间。

也有母乳的量比较丰富，仅夜间乳量不足，或因母亲有事情，在白天不能哺乳的，仅用牛乳补充不足或"不能授"的那一部分。

母亲上班，白天无法哺乳，在接触不到婴儿的间隙，也要隔一定时间就把奶挤出来，以促使乳汁的分泌。

什么是人工喂养

人工喂养是指母乳全无或母亲和新生儿有疾病等种种原因不能进行母乳喂养时，完全依靠牛奶或其他代乳品喂养，以满足新生儿生长发育的需要。现在市售的奶粉，已进行了科学加工，并添加了各种营养成分，十分接近母乳。只要科学喂养，宝宝一定可以健康成长。广大年轻母亲们可以不必担心宝宝喝牛奶是否能得到全面营养成分。但是人工喂养比母乳喂养在操作上环节就会多一些，需要注意以下一些问题：

（1）喂奶的量和时间　宝宝吃奶的量和时间不必过于拘泥，一般在奶粉包装上会有相应说明。有的宝宝每次吃奶量多，可能每天吃奶的次数就会少些，有的宝宝每次吃奶量少，那么每天吃奶的次数就多一些。

只要宝宝体重增加正常，大便正常，情绪良好，就不必为宝宝担心。可参考母乳喂养时间和次数。

（2）奶粉浓度适宜　奶粉的浓度过浓会使宝宝消化不良，大便中会带有奶瓣；过稀则会使宝宝营养不良。可按奶粉包装说明冲调奶粉。

（3）适量补充水　母乳中水分充足，因此吃母乳的宝宝在6个月以前一般不必喂水，而人工喂养的宝宝则必须在两顿奶之间补充适量的水。

（4）适当补充鱼肝油和钙剂。

（5）重视奶具消毒　人工喂养时，奶具容易受到细菌、病毒的污染，因此应严格消毒奶具。否则婴儿容易便秘或腹泻，还易患呼吸道传染病。

世界卫生组织号召全世界的母亲要尽量母乳喂养，奶水不足也要用混合喂养，将人工喂养限制到最低限度才更符合全人类的健康。

 ## 代乳品的选择很重要

（1）新鲜牛奶　牛奶与母乳的营养成分很接近，是常用的代乳品。但牛奶中酪蛋白含量较高，在胃内形成凝块大，不易消化，脂肪酸和乳糖含量较低。另外，在储运过程中污染概率较大。所以牛奶必须经过改造和加工，使其成分结构上和消化方面与母乳接近，调配后才能给孩子吃，在调配中可加5%～8%的糖、淀粉、植物油、催生素等。

（2）羊奶　与牛奶营养价值相似，但酪蛋白含量较低，较牛奶容易消化。羊奶缺少叶酸，容易发生大细胞性贫血，所以单纯用羊奶喂养的孩子，每天必须服用叶酸10毫克。

（3）配方奶粉　较前两种代乳品好，是人工喂养小儿首选的代乳品。

 ## 人工喂养的优点与不足

婴儿配方奶粉就是把一般的牛奶经过加工配制，使其成分接近母乳。

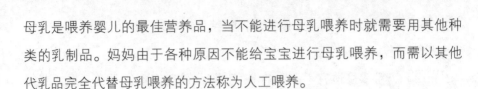

母乳是喂养婴儿的最佳营养品，当不能进行母乳喂养时就需要用其他种类的乳制品。妈妈由于各种原因不能给宝宝进行母乳喂养，而需以其他代乳品完全代替母乳喂养的方法称为人工喂养。

（1）人工喂养的优点　①与母乳相比，人工喂养不再是妈妈一个人的工作，谁都可以喂宝宝，无论是爸爸还是妈妈或其他家庭成员，都可喂养，这样既减轻了妈妈的劳累，又能让宝宝和更多的家人亲密接触。

②便于掌握喂奶的量，采用人工喂养，每次宝宝吃了多少毫升的奶是显而易见的。

③灵活性强，人工喂养时，即使妈妈与宝宝分离一段时间（如工作忙、出差等）也不用担心宝宝会饿肚子。

（2）人工喂养的缺点　①缺乏抗体，配方奶中没有母乳中所含的抗体。

②费用高，没有母乳喂养经济。配方奶与母乳相比价格昂贵，在调制配方奶时，还要特别注意宝宝是否摄入了足够的营养素。

③难以保证无菌，如果消毒不彻底或不注意卫生的话，奶瓶、奶嘴和配方奶都有可能传染细菌，引起宝宝的腹泻、胃部不适。

④配制时间较长，配方奶在喂宝宝之前必须进行配制，因此有时温度过高需要降温，温度过低需要加温，比较费时。

⑤可能会使宝宝吸入气体或引起便秘。

⑥没有母乳喂养那么便利。带宝宝外出时，需要准备很多喂奶用品，如奶粉、水、奶瓶、奶嘴等，还要谨防配好的奶是否会变质。

人工喂养的技巧有哪些

（1）牛奶喂养　牛奶含有比母乳高3倍的蛋白质和钙，虽然营养丰富，但不适宜宝宝的消化，尤其是新生儿。牛奶中所含的脂肪以饱和脂肪酸为多，脂肪球大，又无溶脂酶，消化吸收困难。牛奶中含乳糖较少，喂哺时应加5%～8%的糖。牛奶中矿物质成分较高，不仅使胃酸下降，而且加重肾脏负荷，不利于新生儿、早产儿及肾功能较差的宝宝。所以牛奶需要经过稀释、煮沸、加糖三个步骤来调整其缺点。

（2）羊奶喂养　羊奶成分与牛奶相仿，蛋白质与脂肪稍多，尤以白蛋白为高，故凝块细，脂肪球也小，易消化。由于其叶酸含量低、维生素 B_{12} 少，所以羊奶喂养的宝宝应添加叶酸和维生素 B_{12}，否则可引起巨幼红细胞贫血。

（3）配方奶粉喂养　在没有母乳的情况下，配方奶喂养是较好的选择，特别是母乳化的配方奶粉。目前市场上配方奶粉种类繁多，应选择质量有保证的配方奶。

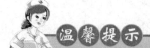

温馨提示

有些配方奶粉中强化了钙、铁、维生素D，在调配配方奶粉时一定要仔细阅读说明，不能随意冲调。宝宝虽有一定的消化能力，但调配过浓会增加消化的负担，冲调过稀则会影响宝宝的生长发育。

如何选择配方奶粉

母乳喂养是宝宝的首选，如果确实没条件进行母乳喂养，必须选择配方奶粉进行喂养时，其基本原则是：越接近母乳成分的奶粉越好。但是配方奶粉的品牌很多，该如何进行选择呢？

（1）什么是配方奶粉　配方奶粉又称母乳化奶粉，是以牛乳为基础的改造奶制品，使宏量营养素成分尽量"接近"于母乳，使其更适合于宝宝的消化能力和肾功能，如降低其酪蛋白、无机盐的含量等；添加一些重要的营养素，如乳清蛋白、不饱和脂肪酸、乳糖；强化婴儿生长时所需要的微量营养素如核苷酸、维生素A、维生素D、β胡萝卜素和微量元素铁、锌等。因此，给宝宝添加配方奶粉成为世界各地普遍采用的做法。但是任何配方奶粉也无法与母乳相媲美，如果有可能，应尽量选择母乳喂养宝宝。

（2）婴儿配方奶粉有哪些种类

①早产儿配方奶　早产儿因未足月出生，消化系统发育更差，母乳是早产宝宝最合适的食品，如果没有母乳应选择专为早产儿设计的早产儿配方奶粉（或称低出生体重儿奶粉），待早产儿的体重发育至正常才可更换成婴儿配方奶粉，因为早产儿配方奶粉的主要成分（如乳糖改为葡萄糖聚合物，以及中链脂肪酸油取代部分长链脂肪酸油）是最适合早产儿使用的，如果给早产儿吃了渗透压过高的奶粉，就可能引发坏死性小肠结肠炎而危及宝宝的生命。

②普通婴儿配方奶　以牛乳为基础的婴儿配方奶，适用于一般的宝宝。市售婴儿配方奶粉成分大多可符合宝宝需要，但仍有些成分比例不相同。按月龄分为不同阶段，可按月龄来选择。当发现所食用的婴儿配方奶粉与宝宝的体质不合时，应立即停止原配方，改用其他品牌配方。

③水解蛋白配方奶粉　此配方又称为医泻奶粉，其提供的营养可完全符合宝宝的需求，只是营养成分已经事先水解过，食入后不需经由宝宝的肠胃消化即可直接吸收，多使用在急性或长期慢性拉肚子，肠道酵素黏膜层受损，多种消化酵素缺乏的宝宝，或短肠综合征宝宝等。

④不含乳糖婴儿配方奶　又称为黄豆配方奶粉，此配方不含乳糖，是针对天生缺乏乳糖酶的宝宝及慢性腹泻导致肠黏膜表层乳糖酶流失的宝宝设计的。宝宝在腹泻时可停用原配方奶粉，直接换成此种配方，待

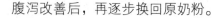

腹泻改善后，再逐步换回原奶粉。

（3）如何选择配方奶粉

①选择有信誉产品　尽量选择规模较大、产品质量和服务质量较好的品牌企业的产品。此类企业的产品配方设计较为科学、合理，对原材料的质量控制较严，生产设备先进，企业管理水平较高，产品质量相对有保证。

②查看包装与日期　看包装上的标签标志是否齐全。按国家标准规定，在外包装上必须标明厂名、厂址、生产日期、保质期、执行标准、商标、净含量、配料表、营养成分表及食用方法等项目。食用前查看包装是否完好，查对生产日期和保存期限，避免食用过期变质的产品。不同材料的包装，其保存期限不同。

③细看营养成分表　看营养成分表中标明的营养成分是否齐全，含量是否合理。营养成分表中一般标明热量、蛋白质、脂肪、碳水化合物等营养成分，维生素类如维生素A、维生素D、维生素C，微量元素如钙、铁、锌等。

④闻奶粉气味　奶粉应是带有轻淡的乳香，如果有腥味、霉味、酸味，说明奶粉已变质。配方奶如果出现脂肪酸败味，主要是由于奶粉加工时杀菌不彻底造成；脂肪氧化味，是奶粉中的不饱和脂肪酸氧化所致；陈腐气味和褐变，则是由于奶粉受潮所致。

⑤看奶粉颜色　奶粉应是白色略带淡黄色，如果色深或带有焦黄色则为次品。

⑥水冲调奶粉　质量好的奶粉冲调性好，冲后无结块，液体呈乳白色，奶香味浓；而质量差或乳成分含量低的奶粉冲调性差，即冲不开，奶香味差或有香精的味道。

⑦奶粉的手感　用手捏奶粉时应是松散柔软。如果奶粉结了块，一

捏就碎，是受潮的表现。若是结块较大而硬，捏不碎，说明奶粉已变质。塑料袋装的奶粉用手捏时，感觉柔软松散，有轻微的沙沙声；玻璃罐装的奶粉，将罐慢慢倒置，轻微振摇时，罐底无黏着的奶粉。

 ## 如何选择奶瓶

（1）常见的奶瓶容量

①小规格120毫升。

②中等规格160毫升、200毫升。

③大规格240毫升。

（2）常见的奶瓶材质有哪些

常见的有玻璃及塑料奶瓶，塑料奶瓶又包括聚醚砜（PES）、聚丙烯（PP）、聚碳酸酯（PC）等，可通过以下几个方面进行对比：

①强度塑料更好。

②清洁玻璃更好，塑料中PES最易清洗。

③耐热玻璃更好，塑料中PP最差。

④抗磨损玻璃更胜一筹，塑料中PES最佳。

⑤透明度玻璃更清晰。

（3）如何选择奶嘴

①小号。新生儿。

②中号。2～3个月的宝宝或不适应小号类型的新生儿。

③大号。吃奶慢或吸吮无力的宝宝。

（4）优质奶嘴什么样

①形状与乳头极为相像。

②有着似乳房一样的弧度。

③出奶口可使奶水顺利流出。

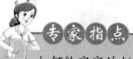

专家指点

如何给宝宝的奶瓶消毒

（1）微波炉消毒　将清洗后的奶瓶后放入盛有水的容器中，放入微波炉加热约18分钟。

（2）热水消毒　准备干净容器，放入奶瓶倒入水，用火加热约20分钟。

不要给新生儿喂糖水

新生儿期若是母乳喂养，两次哺乳间不需要给新生儿喂糖水。因为母亲奶水里含有足够小儿生理需要的糖和水分。即使是炎热的夏天，母亲的奶水也可以为孩子解渴，而不需要再给孩子喝水。如果一定需喂水，可用小匙喂少量白开水，切忌用奶瓶喂，尤其是在出生后头几天。

新生儿若是人工喂养，也不能服用含高浓度糖的奶和水。配制的牛奶、奶粉，一定要按比例放糖，千万不要放糖太多。因为新生儿吃高糖的奶和水，易患腹泻，消化不良，导致发生营养不良。另外，还会使坏死性小肠炎的发病率增加，这是因为高浓度的糖会损伤肠黏膜，糖发酵后产生大量气体造成肠腔充气，肠壁不同程度积气，产生肠黏膜与肌肉缺血坏死，重者还会引起肠穿孔。临床可见腹胀、呕吐，大便先为水样便，后出现血便。

奶粉越浓营养成分就越高吗

因为奶粉中含有较多的钠离子，如果奶粉的含量过高，其中的钠离子也会增多，若被宝宝大量吸收，就会使血清中的钠含量升高，而对血管的压力增强，致使宝宝的血压增高。若吸收钠离子过量，极易引起宝宝脑部毛细血管破裂、出血，而出现抽搐、昏迷。轻者影响智力发育，重者受细菌感染，可致颅内化脓性脑炎，危及宝宝生命！

因此，给宝宝冲奶粉，应按使用说明书稀释，过稀或过稠都不合适，应按月龄适当调配。

为什么不要用豆奶喂养婴儿

豆奶是以豆类为主要原料制成的。豆奶含有丰富的蛋白质以及较多的微量元素镁，还含有维生素 B_1、维生素 B_2 等，是较好的营养食品，很受消费者的欢迎。但是，豆奶所含的蛋白质是植物蛋白，而且豆奶中含铝比较多。如果新生儿无母乳喂养，而长期用豆奶喂养，而使体内铝增多，将影响大脑发育。如果用牛奶、豆奶结合喂养婴儿，并以牛奶为主，用豆奶做补充食品，还是可以的。

如何冲调配方奶粉

配方奶粉是将新鲜牛奶按一定的要求进行处理，使其成分更接近母

乳或满足新生儿特殊的需要，再经过喷雾干燥后浓缩制成。配方奶粉一定要合理加水冲调成牛奶后才可以给新生儿吃，其方法有两种：

（1）按重量配制　奶粉：水 =1:7，即1克奶粉加7毫升水配成牛奶。如20克奶粉加水140毫升。但由于称重不方便，这种方法不太实用。

（2）按容量配制　在实际应用时常用容积计算，按奶粉：水 =1:4的容积比例配制，即1平匙奶粉加4平匙水，可冲成与新鲜牛奶相同的浓度。冲时先取一个上下粗细一样或有刻度的奶瓶加入一定量的奶粉，然后加4倍奶粉体积的水。如果月龄是1个月内的新生儿，那么这种牛奶浓度对于新生儿来说太浓了，需要按稀释鲜牛奶的方法加水稀释。

冲调奶粉时，应该避免冲成的牛奶过浓或过稀。牛奶太浓会引起小儿消化不良、失水、氮质血症而致肾衰竭；牛奶太稀，则长时间喂养后可导致小儿营养不良。此外，在冲调过程中，如果是速溶奶粉，把所要的水直接冲入奶粉就可以了。如果不是速溶奶粉，则先把奶粉加少许冷开水搅拌成糊状，直至没有凝块和颗粒，再冲入一定量的温开水，这样就可以喂给孩子吃了。目前奶粉厂商推出了很多种配方奶粉，有的奶粉对冲调有特殊要求，可按其说明进行冲调，例如含乳酸杆菌的配方奶粉不可用温度较高的水冲调。

如何冲调新鲜牛奶

一般来说，如果要用新鲜的牛奶喂养新生儿，尤其是1个月以内的新生儿，需要经过一定的加工以使其成分比较接近母乳，才易被小儿消化吸收。冲调新鲜牛奶需要经过稀释、煮沸和加糖3个基本步骤。

（1）稀释　为什么首先要对新鲜牛奶稀释呢？因为新鲜牛奶中所含蛋白质的量为母乳的3倍，而且其中80％是酪蛋白，酪蛋白在胃内遇胃酸后容易结成较大的凝块，不易消化。喂养出生后不满2周的新生儿可采用2份牛奶加1份温开水稀释，以后逐渐过渡到3份牛奶加1份水，满月后可用 4 份牛奶加 1 份水或不稀释。

（2）煮沸 给新生儿喂奶之前，把牛奶加温至 61 ～ 62.8℃半小时，或加温至 71.7℃约 15 分钟，如无法掌握以上温度，也可用小火把牛奶煮沸 3 分钟左右。其目的是为了消灭牛奶中的细菌，而且可以使牛奶中的蛋白质变性，凝块变小，新生儿易于消化吸收。煮沸时间不宜过长，否则酶和维生素等营养成分容易被破坏。将奶放在冷水冷却后再喂，如多余备用奶可放冰箱中保存，喂时将奶瓶置热水中加热即可。但最好现煮现饮。

（3）加糖 牛奶中所含糖类的量只有母乳中的 2/3。牛奶稀释之后，其中的糖类更显得不足。为了弥补糖的不足，应在稀释后的牛奶中另外加入 5% ～ 8% 的糖，即每 100 毫升牛奶加 5 ～ 8 克糖。注意，加糖应在牛奶煮沸之后。

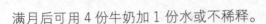

温馨提示

目前市场上有很多配方奶粉，是对新鲜牛奶做了进一步的加工处理，使其成分更接近母乳，所以人工喂养 1 岁以内婴儿，给予配方奶粉最为理想。由于经济原因或配方奶粉来源有困难时，可暂用鲜牛奶喂养。

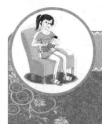

第三章
新生儿的日常护理

宝宝来到这个崭新的世界，适应能力还不是很强。父母应为新生婴儿准备一间向阳的、空气新鲜、清洁舒适、细菌极少的居室；最好为新生儿选用由软棉布或薄绒布制成的衣物，这两种面料不仅质地柔软，还容易洗涤，保温性、吸湿性、通气性也要好。

 ## 婴儿能不能打"蜡烛包"

不知从哪个年代开始，婴儿一出世，大人就用布单或被子将其紧紧包裹起来。除了脑袋以外，手、脚、躯干都紧紧地包在其中，外面还要用带子捆住。不仅一般的家庭这样做，就连有些医院的产房也如此。这就是我国世代相传的婴儿护理方法——"蜡烛包"。据说这样做不仅可以保暖，还可以扳直手脚，避免将来患"罗圈腿"。实际上，这是不科学的。胎儿在母亲的子宫内四肢呈屈曲状态，出生后这种姿势还会维持一段时间，如突然用包裹、捆绑的方法去改变这种姿势，会给婴儿带来很大的不适应感，影响婴儿的自由活动，从而妨碍其正常的生长发育，也容易造成婴儿腋下、腹股沟、臀部等处的皮肤糜烂。有的专家认为，这种包裹法还会影响婴儿肺部的呼吸，影响胸廓发育，是导致肺部感染的因素之一。至于"罗圈腿"和"x"形腿，现已证实，完全是由于后天喂养不当和疾病等因素引起的，如佝偻病所引起的骨骼变形，并不是"蜡烛包"所能解决的。相反，"蜡烛包"可诱发髋关节脱位等意外。

新生儿的居室环境应该怎样安排

父母应为新生儿准备一间向阳的、空气新鲜、清洁舒适、细菌极少的居室，冬季新生儿的居室不能过冷，一般室温在18~22℃为宜。如果用煤炉取暖，一定要安装风斗，以防煤气中毒。室内可挂些湿毛巾，或者地面上常洒水，炉子上水壶的盖儿应打开，以保持室内空气的湿度。

夏季屋内要凉爽通风，但要避免吹过堂风。还要注意防止中暑。保持室内的清洁卫生，每天用干净湿布擦拭桌椅等家具，扫地前要洒水，避免扬起灰尘。新生儿对一般细菌无抵抗能力，所以要特别注意环境卫生。在新生儿期最常见的就是传染性的疾病，如脐炎、口腔炎、脓疱病、败血症及肺炎等，严重者可危及生命。因此，新生儿室内应尽量少住人，更不要在屋里陪客吸烟，以减少空气污染。

怎样保护好新生儿的囟门

新生儿头部有两处囟门。前囟门最为重要，被视为新生儿健康状况的"窗口"。前囟门位于头顶额部上面正中央，状似菱形，出生时约为2

厘米×2厘米大小，以后随颅骨的发育可增大，6个月后逐渐骨化而变小，到1～1.5岁时此窗口即闭合。正常情况下，用手摸前囟门，感觉平坦，无张力。若前囟门早闭或过小，则见于小头畸形；过大或关闭延迟，则见于佝偻病、克汀病、脑积水等，若前囟隆起，摸上去感觉紧绷绷的或凸起，说明颅内压增高，见于颅内出血、脑膜炎等。若前囟凹陷，见于脱水或营养不良等极度消瘦的新生儿。所以家长应经常摸一下新生儿的囟门，做到心中有数。

护理新生儿应防止头型不正

新生儿的头颅骨和全身其他骨骼一样，含胶质多，含钙质少，骨质软而富有弹性，容易变形。骨头的连接处骨缝较宽，尤其是额骨和项骨之间、枕骨和项骨之间，衔接处各有一个大的缝隙，也就是前囟门和后囟门。这使得头颅骨的活动度比较大，容易使头部的形状发生改变。新生儿睡眠时间很长，如果总让新生儿朝一个方向、采取一种体位睡，再加上重量的作用，头就更容易发生圆形程度不等，这就是常说的"睡偏了"。

妈妈须知

要想使新生儿的头部长得对称，母亲就必须在新生儿出生后的头一个月里，经常观察他的头部，变换睡觉的体位，在新生儿睡着时，给他勤翻身，及时改变头位，不要让新生儿总是仰睡。对于"偏头"，年龄越小越易矫正。不过，无论母亲怎样注意矫正，也有头形不对称的婴儿。孩子长大以后，头形会自然矫正过来，所以不必为此过分耗费精力。

如何给新生儿洗澡

为新生儿洗澡，可清除其皮肤表面数以万计的细菌、汗液及皮肤的酸性排泄物，可增加食欲，促进生长。所以，一定要为新生儿洗澡。洗澡前，应做好准备工作，室内要暖（至少26℃），将要换的衣服、尿布等摆好，大毛巾铺在床上待用，然后将水温调到38℃左右，以大人摸上去稍热而不烫为宜。洗澡时以左手托着小儿头，拇指及食指捏着两侧耳朵，将其耳孔堵住以免水进入耳内，左臂托着儿身，先让孩子脸向上，用右手以清水给孩子洗眼及脸，然后用刺激性小的婴儿皂给小儿洗头，冲洗净后，左手托住颈部，使孩子半坐或站在盆内洗前身（脐部已愈合），随之翻过身来，让孩子俯卧在左手上，洗背部及下肢，冲净肥皂沫后，立即抱出，放置在大毛巾上，迅速包裹擦其头及身上水珠，最后把孩子放在预备好的干净衣服及尿布上，扑粉，用75％酒精轻擦脐部，臀部涂油，穿好衣服包好。动作应迅速，以防新生儿受凉，然后使其安静入睡。

孩子一哭就抱好不好

许多父母只要听到孩子一哭就赶紧抱起来，这种做法并不好。时间长了，孩子根本就不能在床上躺着，甚至睡觉也要抱着睡，使大人孩子都休息不好，其实这对孩子的身心发育都是不利的。

虽然孩子需要多关心和照顾，但不是说不能让孩子哭，因为适当的哭闹可以锻炼孩子的心肺功能，促进胸廓、心肺的发育。

抱新生儿应注意什么

不必担心抱起你的婴儿，他比你想象的要健壮得多，你唯一要注意的是婴儿垂下的头。要等到 4 周以后他才能够完全控制自己的头。所以，当你抱起他的时候，一定要托着他的头部。

哪些新生宝宝要特别加强护理

哪些新生儿需要特别加强护理呢？早产儿（指妊娠不足 37 周）、低体重儿（出生体重在 2500 克以下）、过期产儿（指妊娠超过 42 周）、小样儿（体重低于同龄儿的第 10 百分位值以下）、巨大儿（出生体重超过 4000 克）都需要特别加强护理。在分娩过程中胎儿出现窒息者，娩出时出现皮肤发绀、呼吸暂停、颅内出血、抽搐、昏迷或其他严重畸形者也需特别加强护理。

在分娩过程中出现难产（如横位、臀位）、剖宫产，有羊膜早破，羊水过少或过多，羊水发绿、发臭，前置胎盘、胎盘早期剥离、脐带脱垂或打结；孕妈妈在妊娠前或妊娠时患有糖尿病、高血压或严重贫血等疾病；在分娩过程中曾用过哌替啶（杜冷丁）、吗啡、抗惊厥药等，所分娩出的新生儿都应特别加强护理。

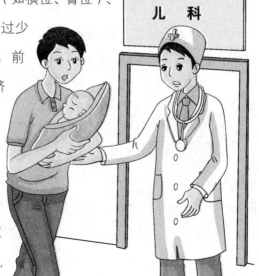

儿科

对于上述特殊的新生儿除了加强保暖、注意呼吸等情况外，其他方面的护理也至关重要。因为这些新生儿本身存在先天发育不足、生理功能的不完善或病理变化；或者由于母体本身的疾病，服用的药品影响胎儿，这样出生的宝宝不容易适应新的环境，容易发生意外，所以从医疗、护理的角度应该特别重视。

怎样测量新生宝宝的体温

新生儿测体温常用的部位有腋下、口腔和肛门。一般肛门温度最高，正常范围在 36.3 ～ 37.5℃；口腔温度低于肛门温度 0.5℃；腋下温度较肛温低 1℃。肛温比较恒定可靠。口腔温度受外界温度影响较大，尤其是喝热水后不久测量，影响会更大。腋下温度可因夹得松或紧、摩擦、出汗等而有所变化，应该以夹紧、不摩擦、无汗为准。一般认为，新生儿腋下体温高于 37.5℃为发热，低于 35.5℃为体温不升。

测量新生儿体温常取腋下。测前先把温度计内的水银柱甩到 35℃以下，用棉花蘸酒精擦拭消毒后再用。将体温计尖端放入腋窝内，经 3 ～ 5 分钟后取出。看温度计的刻度时，应横持温度计，缓慢转动，便可看清温度计所示的刻度。体温计用完后，要用 75％的酒精消毒后存放备用。

温馨提示

若是没有体温计，可以通过触摸小儿的额头或身体来确定是否发热或体温过低，这就全凭大人的感觉了。早产儿、重病小儿不但不发热，还可出现低体温。可触摸小儿的小腿和腋窝来判断，如发冷，常预示体温不升。有时小儿包裹不当，手脚也会发凉。小儿体温在 40℃以上为超高热，应当及时采取降温措施。

怎样护理新生儿的脐带

新生儿出生后脐带根部已由接生人员进行结扎、消毒和包扎，脐带残端一般在 7 天内自然脱落，末端留下一个脐窝。

脐带在脱落前后有时会出现一些渗液或渗血，如果处理不当，容易引起局部红肿及感染，严重时可导致败血症。

所以，每天可用消毒棉棒蘸 70％酒精对脐带残端进行局部消毒，撒些脐带粉，盖上小物，当脐周皮肤出现红肿现象时，应立即去医院诊疗，以免发生出血或感染扩散。

新生儿用什么样的睡姿好

婴儿初生时保持着胎内姿势，四肢仍屈曲。为使在产道吸入的水和黏液流出，生后 24 小时以内要采取头低侧卧位，在颈下垫小毛巾，并定时改换另一侧卧位。否则由于头颅骨骨缝没完全闭合，长期睡向一侧，头颅变形。但刚喂完奶后要取右侧卧位，以减少呕吐。

头颅已偏斜的在 4 个月内仍可纠正。婴儿期不用高枕头，以免影响呼吸及形成驼背，侧卧位时要注意不要把耳郭压向前边。

新生儿白天睡觉夜间不睡觉该怎么办

由于新生儿刚刚来到这个世界，还分不清哪是白天，哪是夜间，生物钟还没有调准。这时如果父母在夜里跟白天一样给孩子喂奶，换尿布，那么孩子也就不知道什么时间该玩，什么时间该睡了。

出现这种情况后，可逐渐帮助新生儿调整睡眠习惯，白天尽量不让孩子睡得太多，晚上孩子入睡后不要轻易地打扰他，几天后就可纠正。如果仍不奏效，可在晚上给孩子服用镇静药，如鲁米那，每晚1次，每次5～10毫克，一般连用2～3天即可。

 ## 怎样培养新生儿良好的睡眠习惯

（1）避免睡前兴奋，睡眠环境宜安静、光线宜暗、室温不宜过热。

（2）有相对固定的入睡和起床时间，培养或加强生理节奏训练。

（3）睡前避免饥饿，不宜饮水过多，以免扰乱睡眠。

（4）训练宝宝自己入睡而不需抱、拍、摇或含着奶头入睡。如睡前需哄或含奶头入睡，夜间醒来后也会要求同样条件，达不到要求时，当然会哭闹。

（5）白天睡眠不宜过多。

 ## 为新生宝宝准备合适的衣物

新生儿的衣服应保暖、方便换洗、质地柔软、不伤肌肤。颜色以浅色为宜，最好反穿，将缝口朝外。式样要简单，衣袖宽大，易于穿脱，便于小儿活动。内衣最好不要有衣领，因为婴儿的脖子较短，衣领会磨破婴儿下巴及颈部的皮肤。

新生儿的内衣开口要在前面，不要有纽扣，以免误被小儿吞入，用布条做成带子即可。外衣要宽松，不要过紧，以免影响血液循环。新生儿不必穿裤子，因为经常尿湿，可以用尿裤。

新生儿穿的衣服一般要比妈妈多一层。如果婴儿的胸部、背部起鸡皮疙瘩，或者脸色发青、口唇发紫，就说明宝宝衣服穿得过少；如果婴

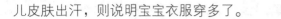

儿皮肤出汗，则说明宝宝衣服穿多了。

最好为新生儿选用由软棉布或薄绒布制成的衣物，这两种面料不仅质地柔软，还容易洗涤，保温性、吸湿性、通气性也很好。

宝宝衣物忌放樟脑丸

樟脑丸的主要成分是萘酚，萘酚会通过皮肤进入血液。正常成人体内红细胞中有葡萄糖 -6- 磷酸脱氢酶，此酶很快地与具有挥发性的萘酚结合，形成无毒物质，随小便排出体外，对身体不会产生不良反应。

出生后不久的新生儿，如果红细胞内缺乏这种酶，或者这种酶的活力还不成熟，会使红细胞膜发生改变，使其完整性受到影响。当宝宝穿上了用樟脑丸贮藏过的衣服，萘酚就进入红细胞，红细胞膜的完整性受到破坏，会出现急性溶血，主要表现为迅速的进行性贫血、严重的黄疸及浓茶样小便、心力衰竭。重度黄疸可发展为核黄疸，危及生命，或者留有不同程度的后遗症，如智力落后、运动障碍、听觉障碍等。

因此，新生儿出生后准备穿的衣服只需放在干燥的衣柜内，切忌放樟脑丸。如果已经放了樟脑丸，应在阳光下晒上几小时，让萘酚蒸发掉，然后再放在衣柜内。成人穿的衣服如果放置过樟脑丸，也应在阳光下吹晒一会，待气味蒸发尽后再穿，然后再护理新生儿。

新生儿尿布的选择与使用

应为新生儿选择细腻柔软的棉布作尿布，如大人的旧棉毛衫、棉毛裤、旧棉被里、旧床单等，剪成合适的大小，洗干净后开水一烫，太阳晒干即可使用。目前使用的一次性尿布也很方便，一般不会损伤孩子肌肤，只是价格较贵，作为临时应急或外出时使用较好。清洗尿布时最好不要用碱性太强的肥皂，更不要用洗衣粉，以免刺激婴儿肌肤，引起过敏，出现湿疹、瘙痒等症状。清洗尿布时可以加几滴醋，洗净的尿布在晾晒前用沸水烫一烫，既干净又消毒。

新生儿房间夜间能常开灯吗

许多刚做父母的年轻人，夜里为便于给小儿喂奶、换尿片，总爱在房内通宵开灯，这样做对孩子的健康成长不利。

不久以前，英国一家医院的新生儿医疗研究小组报告，昼夜不分地经常处于明亮光照环境中的新生儿，往往出现睡眠和喂养方面的问题。研究人员将40名新生儿分成两组，分别放在夜间熄灯和不熄灯的婴儿室里进行观察，时间均为10天。结果前者睡眠时间较长，喂奶所需时间较短，体重增加较快。

有关专家认为，新生儿体内的自发的内源性昼夜变化节律会受光照、噪声及物理因素的影响。在这种情况下，昼夜有别的环境对他们的生长发育较为有利。

能用闪光灯给新生儿拍照吗

婴儿出世后，父母喜欢在光线较弱的产房用闪光灯给新生儿拍照留念，殊不知这样做对新生儿危害很大。

婴儿在出生前经过了9个月漫长的子宫"暗室"生活，因此对光的刺激非常敏感。出生以后，小儿多以睡眠的方式来逐渐适应这突如其来的急剧变化，而且，人们还发现，刚出生的婴儿白天睡眠比夜间多，这是对外界环境尚不适应的表现。

为何不宜经常亲吻婴儿的脸颊

经常亲吻婴儿的脸颊对孩子的健康不利，其原因如下：

（1）传播疾病　对于这一点，可能绝大多数人会认同。亲嘴易将病菌经口传给婴儿，尤其是那些能经唾液传播的疾病。

（2）会导致流涎　颊部有一对分泌唾液的腮腺，经唾液管开口于口腔内的颊黏膜。婴儿的颊部肌肉张力弱，唾液管壁弹性差，经常受到亲吻或拧的机械刺激，会造成局部组织的损伤，使腮腺和腮腺管收缩力下降，引起宝宝流涎。

（3）容易腮腺感染　婴儿颊部脂肪垫丰满但肌肉张力差，经常受到亲吻或拧可能损伤血管、神经和腮腺，细菌经腮腺管逆行到腮腺就会引起腮腺炎。

所以与宝宝亲昵也要注意科学，要少亲吻宝宝的脸颊和嘴。

细心护理多汗的宝宝

在安静、睡眠情况下，孩子多汗有可能属于病理现象。很多疾病均可表现为多汗，常见的有先天性心脏病、佝偻病、结核病、疼痛及某些药物反应（如退热药）等。如果孩子多汗伴有口周发紫、身体发育慢，应去医院就诊；如果孩子多汗伴有夜啼、枕秃、方颅等，可能是低钙性佝偻病的症状；如果孩子出汗伴阵发性哭闹，可能是肠套叠、肠痉挛引起的疼痛所致；如果孩子多汗伴随有面色苍白、疲乏无力，则可能是低血糖。

病理性多汗护理的重点在于治疗原发病，同时应给宝宝勤洗澡，勤换衣服，保持皮肤干燥，以防感染。

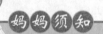 **妈妈须知**

出汗是一种神经反射活动，通过出汗可调节体温，促进水、盐代谢。由于婴幼儿新陈代谢旺盛，活泼好动，故宝宝出汗较成人更多。

 新生儿不宜看电视

新生儿时期，宝宝的身体正处于生长发育最快的阶段，眼球前面的角膜比较薄嫩，眼球前后径很短，眼肌力量较弱，晶状体也没有发育成熟。如果让新生儿看电视，尤其是长时间地看，角膜容易受刺激，眼球的前后径被拉长，眼肌过度疲劳，改变晶状体凸度的睫状肌的弹性减弱，其调节能力降低，眼睛的视力将变差，甚至导致各种眼病。

此外，新生儿随大人看电视会影响其睡眠，可以导致生长激素的分泌减少，妨碍生长发育。而且看电视时小儿处于坐视的静止状态，身体活动减少，也影响其他活动的进行，影响新生儿下肢血液循环，使下肢骨骼的生长减慢，影响身高正常增长。

不仅是新生儿，1 岁以内的婴儿也不宜看电视，那么多大的孩子才可以看电视，看多长时间为好呢？

一般来说，小儿 2 岁以后才可以看电视，但时间也不宜过长；2 ~ 3 岁的孩子看电视的时间以不超过半小时为宜；4 ~ 6 岁的孩子看电视的时间不应超过 1 小时。

 ## 新生儿为啥不能睡电热毯

有的母亲怕冬季小孩冷，就给婴儿铺上电热毯。这是十分危险的，不可取。

电热毯温度一般无自动控制，小婴儿又无法反应，如果母亲一旦忘记关电源，保暖过度同样对孩子不利。高温下孩子身体水分丢失增多，若不及时补充液体，就会造成新生儿脱水热、高钠血症、血液浓缩，出现高胆红素血症，甚至引起呼吸暂停，严重时可致死亡。

正确的方法是调节室温，床上铺些棉褥，这样整个小空间提高温度要比局部高温安全得多，而且也会使婴儿感到舒服。

 ## 为何不要用电风扇直接给婴儿吹风

正赶上夏季炎热时坐月子的女性，愿意吹电风扇解热，同时也给婴儿吹吹风，这种爱护婴儿的做法不妥，有碍婴儿的健康。

因为婴儿皮肤娇嫩，毛细血管非常丰富，体温调节中枢发育还不完善，调节功能差。而电风扇风源集中，风力较大，吹风时又多是一面风吹到局部，毛细血管收缩，汗水蒸发较快；而吹不到风的部位，毛细血管继续扩张，汗毛孔仍然敞开向外散发，这就使体温调节中枢和血循环中枢失去平衡，易引起感冒、头痛、发热、咳嗽等疾病。因此，不要给婴儿用电风扇吹风取凉。如果用电风扇吹风，应把风扇放在离孩子较远的地方。

如果天气太热，婴儿出汗多，可用干毛巾擦汗，或用温水给婴儿洗澡，皮下血管遇热扩张，身体内的热量便可散发，也可用扇子轻轻给婴儿扇一扇。

怎样清洁新生儿的头垢

新生儿出生后，头皮上常有一层油脂，这是因为皮脂腺分泌过剩所致。如不及时洗净，日久混有尘土就会凝结成黑色痂皮。它对健康无害，但显得很脏，不雅观。如何去掉头垢呢？方法很简单，可选用煮沸后晾凉的花生油、菜子油等进行局部涂敷，较厚处用油纱布包裹数小时后，即可清除，再用温水洗净。

怎样护理新生儿的眼、耳、口、鼻

经阴道娩出的新生儿可能受到母亲阴道的分泌物的沾染。如有阴道炎症存在，病菌便可能侵入婴儿的眼、耳、口、鼻处，从而引起各种眼炎、外耳炎、鹅口疮等疾病。因此，新生儿出生后应将其眼、耳、口、鼻内的分泌物洗净，但动作要轻柔，不能深抠，以免引起损伤。双眼滴 0.25% 氯霉素眼药水，每日 2 次，共 3～7 日，以后每日用专用小毛巾、温水轻擦面部即可，不要使用护肤霜，以防引起药物过敏。一旦发生眼炎、鹅口疮等应送医院诊治。

能用卫生纸垫尿布吗

有的母亲习惯用卫生纸垫在尿布上，以减轻浸湿尿布，可少洗换尿布。这种做法不好。

人们所用的卫生纸都不能完全清除纸中残存的烧碱性物质，也不能完全除去纸中的漂白剂等氧化程度不同的化学物质。这些物质虽然浓度不高，对成年人不会产生明显的伤害，但对皮薄肉嫩的初生婴儿来说，腐蚀或刺激作用就不可忽视了。长时间用卫生纸垫尿布，接触小儿皮肤就会导致小儿皮肤病，在肛门周围以及外阴局部会发生皮肤鲜红，甚至糜烂，整日哭闹不安。

为什么不要用洗衣粉洗涤婴儿尿布

洗衣粉属于人工合成的化学洗涤剂，其中主要成分是烷基苯磺酸钠，是一种毒素。有的婴儿父母用洗衣粉洗婴儿尿布，对婴儿身体有害。

洗衣粉中的毒素，对婴儿细嫩的皮肤有明显的刺激性。有调查发现，使用洗衣粉洗涤尿布时，由于漂洗不彻底，每块尿布上烷基苯磺酸残留量平均达 15 毫克。婴儿皮肤嫩，接触毒素后不仅引起过敏反应，而且还会出现胆囊扩大和白细胞升高等症状。尤其对婴儿危害严重，可对肝脏进行伤害。

婴儿的父母千万不可用洗衣粉洗涤尿布，应用温和的肥皂水浸洗，以除去污渍，并用开水烫后再放在阳光下晒干，就干净而无伤害了。

 ## 如何给男婴清洗阴部

给男婴清洁阴部的步骤如下：

（1）用一块湿布或棉球，把尿擦干净，从大腿皱褶向阴茎的方向清洁，不要将包皮往后拉。

（2）用一只手握住婴儿双踝，提起双腿，清洁臀部，彻底擦净。用一只手指放在他两足跟之间以防止他的两踝互相摩擦。

（3）如果尿布弄脏，用尿布正面尽可能地擦掉粪便。使用棉球蘸上洗剂或油拭擦。每次用不同的棉球。擦完后洗手。

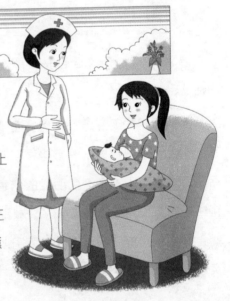

 ## 如何给女婴清洗阴部

给女婴清洗阴部要注意以下几点。

（1）用一块湿布或棉球把尿擦干，清洁生殖器及其周围的皮肤。千万不要把阴唇往后拉开清洁里面。

（2）握住双腿提起来，清洁臀部。从阴道后部朝直肠方向拭擦，以防细菌传播。

（3）如果尿布弄脏，用棉球蘸上洗剂或油来清洁。每次都使用新的棉球拭擦。从大腿和臀部内侧方向拭擦，然后洗手。

 ## 如何给新生儿穿衣服

由于新生儿比较弱小，所以给新生儿穿衣服时要特别注意以下几点。

（1）把婴儿放在一个平面上，确定尿布是干净的，如有必要，应更换。穿汗衫时先把衣服弄成一圈并用两拇指在衣服的颈部拉撑一下。

（2）把它套过婴儿的头，同时要把婴儿的头稍微抬起。把右衣袖口拉宽并轻轻地把婴儿的手臂穿过去，另一侧也这样做。

（3）把汗衫往下拉，解开连衣裤的钮扣。当你这样做的时候，要密切注意着婴儿。

（4）把连服裤展开、平放备穿用。抱起你的婴儿放在连衣裤上面。

（5）把右袖弄成圈形，通过婴儿的拳头，把他的手臂带出来。当你这样做的时候，把袖子拉直。另一侧做法相同。

（6）把婴儿的右腿引进连衣裤底部。另一腿做法相同。

 ## 如何给新生儿脱衣服

给新生儿穿衣服时要小心一些，别弄伤新生儿，同样给新生儿脱衣服时也要慎重，请注意以下几点。

（1）把婴儿放在平的表面上，从正面解开连衣裤套装。

（2）因为你可能要换尿布，先轻轻地把双腿拉出来。必要时换尿布。

（3）把婴儿的双腿提起，把连衣裤往上推向背部到他的双肩。

（4）轻轻地把婴儿的右手拉出来。另一侧做法相同。

（5）如果你的婴儿穿着汗衫，把它向着头部卷起，握着他的肘部，把袖口弄成圈形，然后轻轻地把手臂拉出来。

（6）把汗衫的领口张开，通过他的头时要小心一点，避免擦伤他的脸。

温馨提示

　　新生儿的衣服如果不小心掉在了地上，是不应该继续使用的。主要是由于新生儿的皮肤娇嫩，抵抗力低弱，掉在地上的衣着布类，尤其是贴身穿用的内衣、尿布等，虽然肉眼还看不出这些布类上有脏东西，但用到新生儿的身上，有时细菌可能会进入毛孔作怪——引起感染。所以，如果想继续使用，必须把它们在阳光下曝晒或者重新洗干净后再使用。

为何不宜给新生儿戴手套

　　正常情况下，新生儿的两个小手总是往嘴里塞或在脸上搔抓。有些家长为防止孩子抓伤皮肤，给小儿戴小手套，其结果是有的小儿两手指间皮肤糜烂；有的小孩子因手套的线头缠绕手指，造成局部血液循环受阻，局部组织坏死；有些则影响了小儿手指的自由活动。为了防止孩子抓伤脸部皮肤，可以经常给小儿剪指甲，不宜戴手套。

 如何保护新生儿的指甲

新生婴儿在 3 ~ 4 周时不必剪指甲，除非他的指甲刮他的皮肤。指甲在软的时候是非常容易剪的，因此，当你把婴儿从浴盆里抱起来的时候，就可用事先放在你身旁的圆头剪刀给他剪指甲。如果你马上给他剪的话，一会儿就能给他剪好手指甲和脚趾甲。但是，如果你不想马上给你的婴儿剪指甲的话，请试试在他睡着的时候进行。

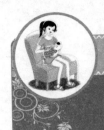

第四章
新生儿的疾病与防治

三冬三夏，放下娃娃。新生儿抵抗能力比较差，更容易患多种疾病。本章介绍了新生儿的常见病症和治疗护理知识，提供给年轻的父母参考学习。

什么是新生儿假死

新生儿出生后，随即会发出"哇——"的叫声，但也有不出声、不呼吸的新生儿，这就叫作新生儿假死。多发生于难产时。

若是轻度假死，可揉搓或拍打后背和脚掌，清除口鼻中的黏液，新生儿即开始呼吸。

若是重度假死，应马上施行复苏术（人工呼吸和吸氧）。因重度假死，长时间不开始呼吸的话，有时会造成供氧不足，遗留大脑后遗症。

谨防新生宝宝窒息

新生儿窒息指婴儿出生时无呼吸或呼吸抑制，是围产儿死亡或导致远期并发症和伤残的重要原因之一。年轻的父母们应针对以下几种容易导致新生儿窒息的因素，严加防范，避免宝宝因窒息而对身体产生不良影响。

（1）母亲因素　母亲患全身性疾病，如糖尿病、心肾疾病、严重贫血、急性传染病等；或患产科疾病，如妊高征、胎盘早剥、前置胎盘等；

或母亲吸毒、吸烟等。

（2）分娩因素　脐带绕颈、打结、受压，分娩过程中麻醉药、镇痛剂或催产药物使用不当，手术产不顺利，都可引起新生儿窒息。

（3）胎儿因素　胎儿因素包括胎儿过小、过大、早产、畸形，羊水或胎粪吸入致呼吸道阻塞，宫内感染引起神经系统受损等。

如果新生儿出现重度窒息，就需要产科、儿科和麻醉科医生协作进行复苏。注意监护体温、呼吸、心率、血压、尿量、肤色和窒息所致的神经系统症状，还应注意防止酸碱平衡失调、电解质紊乱、大小便异常、感染及不正确喂养等问题。

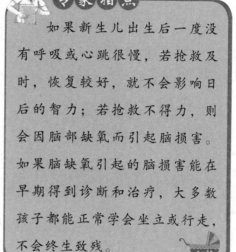

专家指点

如果新生儿出生后一度没有呼吸或心跳很慢，若抢救及时，恢复较好，就不会影响日后的智力；若抢救不得力，则会因脑部缺氧而引起脑损害。如果脑缺氧引起的脑损害能在早期得到诊断和治疗，大多数孩子都能正常学会坐立或行走，不会终生致残。

 ## 什么样的新生儿黄疸要引起重视

正常新生儿有 50%～70%，在出生后 2～3 天出现黄疸，4～5 天达到高峰，10～14 天消退。新生宝宝若出现下列黄疸症状，就要引起重视：

①出生后第一日就出现黄疸，并且明显加深。

②到出生后两个星期，黄疸还没有褪尽。

③黄疸很深，例如黄得像黄金瓜那样，此时，化验血清胆红素超过 205.2 微摩／升。

④与黄疸出现的同时，新生儿不吃、不哭、体温不升，甚至出现抽搐等。

⑤大便为陶土色，或者外观为黄色，内部为灰白色。

出现以上任何一种病理性黄疸，就应去医院诊治，查清楚是什么疾病引起的黄疸。另外，深度的黄疸会对脑细胞造成损害，将来会严重影响智力发育，故应及时治疗。

病理性黄疸的病因较复杂，常见的有新生儿溶血、感染、先天性胆道闭锁等。近年来，母乳性黄疸的发生率呈增高趋势，本病发病稍晚，于生后 5 ～ 6 天出现黄疸，持续时间较长，可达 4 ～ 12 周。

大部分新生儿生后 2 ～ 3 天出现生理性黄疸，于 4 ～ 6 天最重，足月儿在生后 7 ～ 10 天消退，不超过半月。早产儿持续时间稍长，但不超过 3 ～ 4 周。

什么是"脐带风"或"七日风"

"脐带风"是新生儿破伤风的俗称，由破伤风杆菌引起。破伤风杆菌广泛存在于土壤内，对外界环境的抵抗力极强，需要煮沸 1 小时，高压消毒，或用含碘的消毒剂或环氧乙烷才能将其杀灭，而一般的消毒剂无效。本病是由于接生时消毒不严，破伤风杆菌经脐部而侵入机体所造成。新生儿破伤风多数在出生后 4 ～ 7 日内发病，所以常常称为"七日风"。

新生儿得了破伤风后，起初的症状是不能张口，表现为不肯吃奶，母亲的乳头不容易塞进小儿口内。病情发展下去，牙关紧闭，眼裂变小，口角歪斜，呈现一副苦笑的样子。重症病例头后仰，腰背强直如板状，全身像一只弓，故称为"角弓反张"。随着病情的进展，肌肉痉挛越来越严重，发作越来越频繁，任何光、声、触动等刺激均可引起抽搐发作。反复抽搐使体温升高，常并发肺炎或败血症而死亡。

确诊新生儿破伤风后，应立即住院治疗。提倡新法接生，接生时严格消毒是防止新生儿破伤风发生的关键。在紧急情况下无法进行严格消毒接生时，需将脐带残端留得长一些结扎，然后按严格消毒处理。出生后需立即肌内注射破伤风抗毒素 1500 ～ 3000 单位，每日肌注青霉素 3000 单位，共 3 ～ 4 日。

 ## 谨防新生儿败血症

新生儿败血症主要表现为厌食、拒奶、精神反应差、口周发绀、皮肤发花、体温不升、哭声低弱或不哭等，可伴有黄疸或原有黄疸加重。此病属儿科重症，应送医院。

 ## 宝宝有产伤怎么办

胎儿产伤包括以下两种：

（1）产瘤（先锋头） 胎儿经过产道时，由于挤压而使头部某个部分形成肿胀，大都发生于头顶部，出生时即可见到，触摸有囊性感，数天后即会消失，不必特殊处理。

（2）头颅血肿 存在于头骨与骨膜之间的血肿，称为头颅血肿，类似产瘤。不同之处在于血肿限于一块骨头，不超越骨缝。出生后数小时至数天有增大趋势。

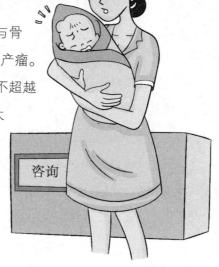

头颅血肿危害不大，有的患儿因血肿吸收，可加重黄疸。一般不必处理，大约数月后自行消失。

什么是新生儿脐炎

肚脐受到感染时称脐炎，表现为肚脐局部发红，有分泌物或脓液。未及时治疗还会引起败血症或脑膜炎。使用抗生素并局部用洁尔灭消毒，再包上杀菌纱布，不久患处会干燥痊愈。

什么是新生儿硬肿症

本病表现为皮下脂肪硬性水肿，常见部位是双臂上外侧及双下肢股外侧，严重者面部发硬，影响吮乳。胸、腹壁硬肿多说明病情危重，常因影响呼吸而死亡。寒冷、饥饿、感染、窒息等可致本病发生，早产未成熟儿发病较多。表现为体温不升、不吃少动、四肢冰凉、皮肤发硬、水肿，重者可伴有酸中毒、肺出血及口鼻流血，死亡率极高。

怎样预防新生儿硬肿症

预防新生儿硬肿症应做到：

（1）加强保暖　尤其对在寒冷季节出生的新生儿及早产儿更应细心护理，生后及时置于暖被中，洗身、换衣及换尿布时，勿使裸体暴露过久。冬季防寒应有保暖设备或用热水袋暖被。

（2）及时喂奶　保证摄入奶够量，以免因吃奶少而体内热量不足，遇寒冷而身体热量消耗增多，这种情况容易发病。

（3）避免感染　新生儿在分娩时受产伤、窒息、缺氧以及生后受到感染，都可使体温下降，诱发硬肿症，因此要避免发病。已发病者以早治疗为宜。

科学坐月子百事通

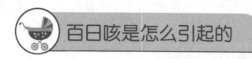
百日咳是怎么引起的

百日咳是由百日咳嗜血杆菌所引起，通过飞沫传染，主要特征为阵发性的、成串的、接连不断的痉挛性咳嗽，一阵咳毕，伴有一次深长的高音调的吸气声。痉咳时患儿常咳得面红耳赤，舌向外伸，身体弯曲成团，甚至两眼突出，眼红流泪，痛苦万分。产生痉咳的原因主要是百日咳杆菌及其内毒素引起下呼吸道黏膜炎症，并产生大量黏稠的脓性渗出物所致。产生类似公鸡打鸣一样的特殊声音的原因，主要是由于一连串不停地咳，憋得喘不过气来，由于肺部换气的迫切需要而不得不用口吸长气，较多的空气急速地通过痉挛的声门时就会产生一种高调的，像公鸡或鸟啼一样的声音。

怎样预防新生儿肺炎

肺炎是新生儿时期的常见病之一，早产儿更容易患此病。新生儿肺部感染可发生在产前、产时或产后。产前如果胎儿在宫内缺氧，吸入羊水，一般在出生后1～2天内发病。产时如果早期破水、产程延长或在分娩过程中胎儿吸入污染的羊水或产道分泌物，亦可使胎儿感染肺炎。婴儿出生后如果接触的人中有带菌者，也很容易受到感染。另外，也可能由败血症或脐炎、肠炎通过血液循环感染肺部引发肺炎。

新生儿肺炎一年四季均可发生，夏天略少。新生儿肺炎与幼儿肺炎在症状上不完全一样，一般不咳嗽，肺部湿啰音不明显，体温可不升高，其主要症状是口周发紫、呼吸困难、精神萎靡、少哭或不哭、拒奶或呛奶、口吐泡沫。轻度肺炎在门诊可以治疗，吃点抗生素或打几针青霉素即可痊愈。重症肺炎必须住院治疗，患儿食欲较差，吃得很少，可通过静脉点滴输液来补充热量。

妈妈须知

预防新生儿肺炎要治疗孕妈妈的感染性疾病，临产时严格消毒，避免接生时污染，出院接回家后应尽量谢绝客人，尤其是禁止患有呼吸道感染的人进入新生儿房间，产妈妈患有呼吸道感染时必须戴上口罩接近孩子。

怎样预防新生儿百日咳

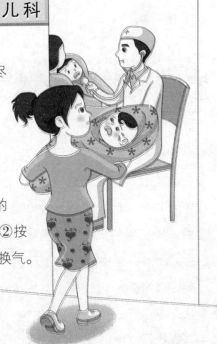

婴儿患了百日咳后，除药物治疗外，精心的护理是减轻病情的关键。房间要经常开窗，呼吸较冷的新鲜空气可减轻痉咳，尽量避免一切能诱发痉咳的不良刺激，如强迫进食、吸入烟尘、情绪激动等。

此病的传染源是患者，发病3~4星期内传染性最强，所以预防的措施是：①尽量避免与患者接触。②按时打百日咳预防针。③加强室内通风换气。④注意身体锻炼，提高机体免疫能力。

怎样防治新生儿湿疹

新生儿，特别是人工喂养新生儿，易在面部、颈部、四肢，甚至全

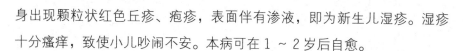

身出现颗粒状红色丘疹、疱疹，表面伴有渗液，即为新生儿湿疹。湿疹十分瘙痒，致使小儿吵闹不安。本病可在 1 ~ 2 岁后自愈。

病因多与遗传或过敏有关，大多见于喂养牛奶患儿。为此，可将牛奶煮沸时间延长，使牛奶中蛋白质变性，能起到减轻过敏作用，或者改服其他代乳品。症状偏重者局部皮肤可以外用湿疹软膏，炉甘石洗剂、肤氢松软膏等。婴儿双手可戴上手套，以防止因搔抓皮肤后引起继发感染。衣服要宽大，衣料应无刺激性。如以母乳喂养为主者，母亲要禁吃鱼、虾等容易引起过敏的水产品。

 ## 新生儿腹泻是怎么回事

腹泻是指大便稀薄，水分多，呈蛋花汤样或为绿色稀便；严重者水分过多而粪质较少。新生儿腹泻的原因很多，主要由病毒或细菌感染、喂奶量或乳中含糖量过多、受凉等引起。也有少数新生儿是因牛奶过敏或肠道缺少消化、吸收乳糖酶所致。

另外食量过少时大便次数也可增多，称为"饥饿性腹泻"，这时大便较松、色绿，次数虽多但量少，应与其他腹泻相区别。

 ## 新生儿不宜使用哪些药物

（1）四环素族药物，该药物较易沉积于骨组织中，阻碍骨骼发育。服用数次可使牙齿变黄。

（2）卡那霉素、庆大霉素，用此类药物治疗不要超过 10 天，以免损伤听神经及肾功能。

（3）链霉素，该药物对听神经亦有影响，对肾脏也不利。

（4）氯霉素，该药物可抑制骨髓，并发灰白色综合征。

（5）维生素 K_4 和维生素 K_3、磺胺类药物、新生霉素、三乙酰竹桃霉素、伯氨喹等易引起新生儿黄疸现象。

（6）哌替啶（杜冷丁）、吗啡、可待因对敏感者易引起中毒，应慎重使用。

 ## 新生儿鹅口疮如何防治

鹅口疮又名雪口疮，俗称"白口糊"，是由白色念珠菌（真菌）引起的，多发生于新生儿、婴儿及营养不良的小儿，抵抗力弱的小儿也容易发生。鹅口疮易引起交叉感染，在婴儿室中，可因消毒不严的奶具引起流行。

鹅口疮表现为口腔黏膜附着有一片片白苔，其病变可见于小儿舌面、颊黏膜、齿龈、上腭或唇部黏膜等处，也可扩散到咽部。偶尔涉及食道、气管或鼻腔，甚至还可波及肺或肠道。发病初期，黏膜的病变呈点状或块状，以后逐渐融合成大片，不易擦掉。如用力剥脱白膜，可发现下面黏膜粗糙且容易出血。病轻时，一般不影响食欲。重时，患儿不思饮食，有时伴有发热，烦躁不安。如果病变累及食道、气管、支气管甚至肺泡，患儿可出现呕吐、吞咽困难、呼吸困难、声音嘶哑等症状。

当婴幼儿患鹅口疮时，一般不用抗生素治疗。可用消毒药棉蘸2%小苏打水轻轻擦洗口腔。或用甲紫（龙胆紫）、冰硼散等涂口腔患处，每日3～4次。当病情严重，出现声音嘶哑、呼吸困难及吞咽困难时，应去医院就诊。

温馨提示

新生儿患鹅口疮时，千万不要用毛巾、手帕擦拭病变处，如损伤黏膜引起出血，容易继发细菌感染，甚至引起败血症。一般涂药不要在吃奶后或进食后马上进行，否则会引起恶心、呕吐，注意多给孩子饮水，这样有利于将病菌排出体外。

新生儿"马牙"是怎么回事

新生儿出生后往往在口腔牙龈黏膜上皮中线上有黄白色的小点，称为上皮珠，俗称"马牙"或"板牙"，是上皮细胞堆积或者黏液腺分泌物潴留肿胀所致，数日至数月后可以自行消失，注意不要挑破或磨破，以免发生感染。

新生儿为什么会得中耳炎

由于新生儿的咽鼓管位置低，且直、短、粗，患上呼吸道炎症时，细菌容易经此通道蔓延扩散到中耳。此外分娩时羊水及出生后奶汁等也可经外耳，引起中耳炎。急性中耳炎的主要表现为发热、耳痛及流脓。所以当新生儿突然出现烦躁不安、哭闹、发热时，应先检查一下双侧耳朵，看有没有触痛或牵拉痛。当新生儿入睡碰到其耳朵突然醒来哭闹，或喂奶时患儿耳朵朝下受压时，患儿啼哭不肯吃奶，则说明耳道有疼痛，父母应想到患中耳炎的可能，并及时到医院检查。父母对此不可掉以轻心，若治疗不及时会造成严重后果。

新生儿生水痘有什么症状

水痘是0~4岁婴幼儿容易患的传染病。传染力很强，有呼吸感染，或水疱引起的直接感染，但是一旦得了之后，可终身免疫，不会再度感染。

宝宝生水痘的主要症状有：

①发烧37~38℃，同时全身出现红色的疹子。最初出现在脸部、颈部、胸部，随即扩散到全身。仔细观察可以看到表皮很薄的小水疱。

②发疹之后会继续冒出新的疹子，红色的脖子上有突起的水疱，三四天内，新水痘会不断出现，直到布满全身，非常痒。

③发疹严重时，头皮、口中、耳等处都会出现。非常痒，夜晚无法入睡。

④三四日之后水疱停止长出，并且会变成黑色的硬痂，7～10日脱落，不会留下痕迹。

 ## 新生儿生水痘后应如何护理

婴儿生水痘后护理方法如下：

（1）医生会开止痒的软膏，可涂在疹子上。水疱破裂后会侵入细菌，治疗后也会留下痕迹。为了预防并发症，医生会开抗生素内服。

（2）可将身体浸泡在溶有碳酸氢钠的洗澡水中，应用脱脂棉蘸上软膏涂在发疹的部位，不可将水疱弄破。

（3）把婴儿的手指甲剪短，用肥皂洗干净，以免将水疱抓破。万一水疱破了，应用药水仔细消毒，然后涂上软膏。

（4）经常更换尿布，不可让尿布压迫水疱。

（5）口中发疹时，应避免进食硬的、热的食物。饮食要特别注意。

 ## 先天性心脏病有哪些症状

先天性心脏病是先天畸形中最多见的。发生率为1％左右，也就是说每100名新生儿中有一名孩子患有先天性心脏病，这个比例还是比较高的。先天性心脏病有轻有重，轻者对孩子的生长发育没有任何影响，甚至长大后还可以当运动员。重者可在新生儿期，或者出生后很快就会死亡。

在新生儿期诊断的先天性心脏病，或者在新生儿期就有症状的先天性心脏病，是比较重的，有不少是危及生命的。随着医学科学事业的发展，在新生儿期严重的先天性心脏病，已可以手术治疗，或通过其他方法治疗。早期发现先天性心脏病，可以大大减少先天性心脏病的死亡率。那么，先天性心脏病有哪些表现呢？

①青紫。与受凉以后的青紫不同，先天性心脏病的青紫往往是中心性的，多在嘴唇、面部及全身出现青紫。

②心脏杂音。有了杂音在新生儿时期不一定就患有先天性心脏病，反过来说没有杂音也不能说肯定没有先天性心脏病。但是由于许多先天性心脏病患者的心脏结构发生了不应有的变化，引起了血流的改变，心脏的杂音还是很常见的。

③心力衰竭。其主要表现是患儿出现呼吸急促、心跳加快，有的孩子会出现水肿、肝大。在新生儿期就出现心力衰竭的先天性心脏病，一般都是严重的先天性心脏病，死亡率仍然是比较高的。

如何清除孩子鼻腔内异物

出现鼻腔内异物的大多数情况是宝宝将花生米、豆类、小玩具、纽扣等塞进自己的鼻孔，鼻腔黏膜受到刺激，出现打喷嚏、流涕、鼻塞等不适症状，往往此时父母或宝宝急于用手掏，但越掏越深，加之一些豆类异物经鼻腔分泌物浸泡，体积涨大，会堵塞鼻道。有些异物存留很久，直到病侧鼻臭，流脓血性分泌物，去医院就诊时才被发现。

当孩子将花生米、豆类、纽扣等异物塞入鼻孔后，不要用手去掏，可令小儿将另一侧鼻孔压紧，抿住嘴，用力让鼻孔出气，异物多能擤出。

过于难取的鼻腔异物，应立即带孩子去医院经黏膜麻醉后取出。

新生儿要注射卡介苗

孩子出生后第 2 天即可接种卡介苗。接种后，可获得抗结核菌的一定免疫能力。卡介苗接种一般在左上臂三角肌处皮内注射，也有在皮肤上进行划痕接种，做"*"或"井"字形，长 1 厘米。划痕接种法虽方便，但因接种量不准，有效免疫力不如皮内注射法。故目前一般不采用划痕法。

新生儿种卡介苗后，无特殊情况一般不会引起发热等全身性反应，在接种后 2～8 周，局部出现红肿硬结，逐渐形成小脓疮，以后自行消退。有的脓疮穿破，形成浅表溃疡，直径不超过 0.5 厘米，然后结痂，痂皮脱落后，局部可留下永久性瘢痕，俗称卡疤，为了判断卡介苗接种是否成功，一般在接种后 8～14 周，应到所属区结核病防治所再作结核菌素（OT）试验，局部出现红肿 0.5～1.0 厘米正常，如果超过 1.5 厘米，需排除结核菌自然感染。一般新生儿接种卡介苗后，2～3 个月就可以产生有效免疫力，3～5 年后，在小学一年级时，再做 OT 试验，如呈阴性，可再种卡介苗 1 次。

早产儿、难产儿以及有明显先天畸形、皮肤病等的小儿，禁忌接种。

新生儿要注射乙肝疫苗

目前在世界各国，乙型肝炎的患病率均高得令人吃惊。为此，我国

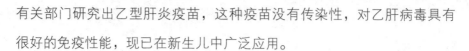

有关部门研究出乙型肝炎疫苗，这种疫苗没有传染性，对乙肝病毒具有很好的免疫性能，现已在新生儿中广泛应用。

整个免疫注射要打3针，第1针（一般由产科婴儿室医务人员注射）于孩子出生后24小时之内在上臂三角肌处注射，剂量为10微克。第2针在出生后1个月注射，剂量为15微克。第3针在出生后6个月注射，剂量为5微克。全部免疫疗程后，有效率可达90%～95%。婴幼儿接种疫苗后，可获得免疫力达3～5年之久。

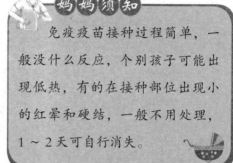

妈妈须知

免疫疫苗接种过程简单，一般没什么反应，个别孩子可能出现低热，有的在接种部位出现小的红晕和硬结，一般不用处理，1～2天可自行消失。

 怎样给新生儿试体温

给小婴儿试体温要注意以下几点要求。

（1）试体温部位。试体温部位有以下3处，即腋下、口腔、肛门，其中以肛门最方便、最常用。口腔试体温容易将表咬碎，在腋下也有时因小儿不配合无法测试，小婴儿可用肛门内测体温。

（2）婴儿体温正常范围。春秋冬平均值每天上午36.6℃。下午36.7℃，夏季上午36.9～36.95℃，下午为37℃。喂奶或饭后、活动、哭闹、衣被过厚、室温过高均可使小儿体温暂时升高到37.5℃，甚至到38℃。尤其新生儿受外界环境温度影响较大。

三种测体温方法数值依次相差0.5℃，即腋下36～37℃，口腔36.5～37.5℃，肛门内为37～38℃。

（3）患儿腋下有汗时，应用毛巾擦干汗液后再进行测试，以防测试不准确。

（4）患儿刚喝完热水或活动后不宜测试体温应休息片刻后再测体温。

（5）测试时间5～10分钟为宜。

（6）孩子测试时，要注意看管体温表不被损害，以免发生危险或测试不准确。

（7）给婴儿测试体温前后要对体温表进行乙醇消毒，以防传染疾病。消毒后将表甩到35℃以下再测试。

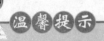

温馨提示

正常新生儿腋体温为36~37℃，由于新生儿的体温调节中枢发育不完善，体温可随环境温度的高低而有所波动，但一般在35.5~37.5℃。新生儿腋下体温超过37.5℃时，就称为发热。

 ## 新生儿发热的常见原因有哪些

机体各组织器官要正常发挥生理功能需要正常的体温，人是恒温动物，机体的产热和散热在体温中枢的调节下保持平衡。当体温超过正常范围时，则称为"发热"。婴儿的发热大体可分为感染性和非感染性两类，比较常见的原因如下。

（1）环境原因所致　婴儿的体温调节中枢功能尚不完善，体温极易受环境影响。室内温度过高、衣被过厚、哭闹，均可使体温暂时性过高达37.5℃，甚至达38℃。

（2）感染　常见的有肚脐感染、上呼吸道感染、肺炎、耳部感染。

怎样护理发热中的新生儿

（1）观察体温　家中要备有体温计，一般 4 ~ 6 小时测量 1 次体温；在用了退热药后的 30 ~ 60 分钟内应观察体温下降情况。记录体温变化也能为医生的诊断治疗提供参考。

（2）补充水分，喂易消化的食物　发热时机体水分丢失增加，注意多喂水；发热时消化功能降低且常常继发腹泻，在保证充足的能量供给时注意要给易消化的食物，此时母乳是最佳的，已添加辅食的婴儿要暂时减少杂食。

（3）注意散热　不可因发热而穿得更多或盖得更厚；房间也要保持空气流通、新鲜。

（4）谨慎退热　从某种意义上说发热是机体的防御反应，有利于消灭病原菌，所以不要发现婴儿发热即擅自用退热药。退热药的应用一定要遵医生的医嘱适时、适量应用。

 新生儿乳房肿胀要不要挤压

新生儿不论男女，在出生后的 3 ~ 5 天内都可出现乳房肿大，并有黄色乳汁流出，这是一种常见的生理现象。是由于胎儿通过胎盘接受母亲卵巢分泌的孕酮与垂体催乳素有关。在一般情况下，分泌的乳量多少不等。乳房增大在出生后 8 ~ 10 天最明显，一般 2 ~ 3 周后自然消失。但也有个别的可达 3 个月之久。

新生儿乳房肿胀和流汁，不要进行挤压。因为挤压会引起皮肤破损，一旦破损，细菌趁机侵入乳腺，可引起乳腺炎，化脓，严重者可导致败血症。即使不发生细菌感染，用力挤压也可能损害乳房的生理结构和功能。

新生女婴阴道有血和白带要不要治疗

新生女婴，有的在生后 5 ~ 7 天，阴道有白带分泌，或者阴道有出血现象，不知原因很害怕，想请医生治疗。

新生女婴出现这种现象，是因为她在母亲体内时，阴道上皮受母体雌激素的影响而增加，出生后这种影响突然中断了，而新生儿身体还没有受到分泌周期性的作用，增生的阴道上皮就会脱落，随分泌物排出，形成所谓的白带；同样，子宫内膜脱落排出，就有阴道流血现象。

以上现象一般发生在出生后 1 周之内，是正常生理现象。不必治疗，只要注意勤换尿布，不给小儿坐盆洗浴，保持外阴清洁即可，2 ~ 3 天后就会自然消失。

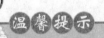 **温馨提示**

有些婴儿在头顶脑门处有一层很厚的褐色硬痂。这是出生时头皮上过厚的胎脂未洗净，加上出生后头皮每天分泌的皮脂以及泥土灰尘等混在一起，再由于洗头不多，一天天堆积加厚而成。这层厚痂紧贴在头皮上，影响局部头皮的正常功能，不卫生，也不利于头发的生长，应该及时清理掉。

 ## 怎样防治新生儿出痱子

痱子是一种常见皮疹，是汗液排泄不畅引起的粟粒性小水疱或丘疱疹。几乎所有的婴儿都曾经长过痱子，一般好发在颈肩部出汗多、皮肤褶皱多的部位。气温潮湿，婴儿穿得过多，出汗多时易发生，所以常见于出生在南方夏季的婴儿。

预防的关键是保持婴儿所处的环境通风凉爽，不要给婴儿穿太多的衣服，而且婴儿的衣服应选择宽松的纯棉制品，出汗时及时擦干、清洁皮肤。当婴儿皮肤生了痱子时，可以给患儿涂擦炉甘石洗液。顽固者可让婴儿在空调房内，只要外界温度下降，痱子会很快治愈。

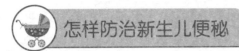

怎样防治新生儿便秘

新生儿便秘有可能是消化道畸形或其他疾病引起的。如果在没有发现身体异常情况下，小儿便秘大都与生活习惯和喂养方法有关。如果生活不规律或缺乏有意识训练孩子按时排便的习惯，都会出现排便困难。

矫正便秘的方法，要以改善饮食结构、训练排便习惯和加强体格锻炼为主。排泄大便是反射性的动作，经过训练会养成按时排便的习惯。3个月以上的孩子，每天要有意识地培养小儿坐便盆或用排便小椅，通常在清晨哺食之后，训练其按时排便。也可定时做腹部肌肉按摩，促进肠蠕动。

吃奶的婴儿便秘时，可多加些糖，并添加橘子汁、红枣汁、白菜汁和蜂蜜水等。正在断奶期间的婴儿便秘时，在增加辅食时，除了考虑高营养的蛋类、瘦肉、肝和鱼类外，还要增加纤维素较粗的五谷类食品。将鲜牛奶改换为酸牛奶。同时，还要增加身体锻炼。

婴幼儿便秘时，原则上不要用泻药，必要时临时用甘油栓或开塞露。如果新生儿因消化道畸形引起便秘，需要到医院检查，手术治疗。

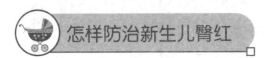

怎样防治新生儿臀红

新生儿的肛周或会阴部的皮肤出现红色小皮疹，严重时局部伴有渗液，称为臀红或尿布疹。

臀红是由局部皮肤受损和细菌感染引起。多因受到大、小便的长期浸渍，与应用了带有刺激性的清洁剂、粗糙的尿布、不透气的塑料布或橡皮布等有关。得了臀红，除局部皮肤出现红色皮疹外，新生儿容易啼哭不安。

预防的方法是：每次大、小便后用温水洗净臀部，局部保持清洁和干燥，涂抹些松花粉或消炎药膏，选用棉质透气的尿布，尿布要勤洗、勤换和开水煮烫，不用有刺激性的清洁剂洗涤尿布。

一旦发生了臀红，轻者只需局部扑上松花粉或小儿爽身粉，使其保持干燥。较重者，可选用氧化锌软膏、鞣酸软膏、复方鱼肝油软膏等涂抹局部。亦可采用100瓦灯泡或红外线进行局部照射，每日2次，每次15分钟，但要防止灼伤。

怎样防治新生儿出血症

顾名思义，新生儿出血症即在新生儿期发生出血现象。新生儿出生后体内储存的维生素K很快耗尽，而肠道吸收补充的又少，造成体内维生素K缺乏，使一些凝血因子的合成减少，从而引起自发性出血。

新生儿出血症多发生在出生后2～4天，可有吐血或吐出咖啡样物，同时大便带血或呈黑便，其他部位也可有出

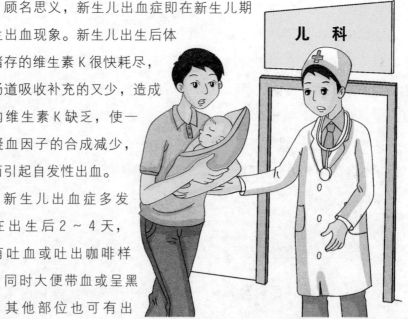

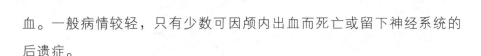

血。一般病情较轻，只有少数可因颅内出血而死亡或留下神经系统的后遗症。

若新生儿出现了上述情况，应立即送医院就诊。

为了预防出血症，在新生儿出生后立刻肌内注射 1~2 毫克维生素 K 即可。

 ## 怎样防治新生儿脓疱病

新生儿脓疱病是一种急性皮肤病。这种病传染力极强，易自身接触感染及互相传染，常在新生儿室造成流行。感染传播多来自母亲、保姆或医务人员不洁净的手，其次为婴儿所用的衣服、尿布、包被等被污染。

治疗脓疱病的关键在于早发现、早治疗，不要等到脓疱成群或变大才治。早期仅有一二处，用 75％ 酒精棉球擦破脓疱，涂以 2％ 甲紫，经处理不再有新发生，即治愈。脓疱较多且破溃，则用 4％ 硼酸液、0.5％ ～ 1％ 呋喃西林或 5％ 马齿苋液外洗，或湿敷 5 ～ 10 分钟，涂上雷夫奴尔软膏，5％ 白降汞软膏或三黄软膏，1 周可愈。有发烧、淋巴结炎者，应去医院诊治，口服或肌内注射抗生素，一般 7 ～ 10 天可治愈。

温馨提示

脓疱病传染性强，预防很重要，护理小儿者应注意个人卫生，接触婴儿者应勤洗手。患儿要隔离，避免与正常小儿接触，脓疱处避免搔抓，要尽量保持皮肤清洁、干燥，要勤洗澡、勤换衣，积极治疗瘙痒性皮肤病，则可预防脓疱病的发生。

怎样防治新生儿先天性肌性斜颈

从出生后二三周到一个月左右，在常见的疾病中，有先天性肌性斜颈。婴儿的脸总是朝着左或右方，摸一下另一侧脖子上的肌肉有筋疙瘩时，可以认为是这种病。原因还不太清楚，但被认为和婴儿在胎内的姿势有关系。最近，自然痊愈的病例多起来了。日常要仔细观察婴儿，如发现了，应早些请医生诊治。一般都是用按摩治疗，也有极少数需要手术治疗的。

 ## 什么是隐睾症

男性胚胎 7 周时，原始生殖腺分化成睾丸，随着胚胎的发育，睾丸逐渐下降至阴囊内。如果在下降过程中，因精索过短，腹膜后纤维粘连，腹股沟管发育异常，垂体功能不足及睾丸引带未缩短而形成不正常等因素，使睾丸未下降到阴囊，停留在腹腔或腹股沟管等处，出生后在一侧或双侧阴囊内未能见到睾丸存在，叫作隐睾症。

隐睾症对身体是有害的，由于腹腔比阴囊温度高，致使阴囊不能产生精子，若两侧隐睾，可导致不育症。

温馨提示

　　婴儿对光线是十分敏感的，有时候，当他们娩出后头几天张开眼睛时都会打喷嚏，这是由于光线刺激鼻子和眼睛神经的缘故。甚至你的婴儿打很多喷嚏，都不必认为他患了感冒。婴儿鼻腔黏膜是敏感的，打喷嚏可以清除鼻通道。

新生儿痤疮怎样处理

　　新生儿痤疮，是母亲在妊娠期间，通过胎盘输送给胎儿的雄激素刺激毛囊而引起的。婴儿出生后6个月之内由于受到雄激素的影响，皮肤上会出现黄白色的小点，尤其是在油脂分泌多的部位，如鼻子周围，这就是痤疮。那么，新生儿痤疮该如何处理呢？

　　一般来说，新生儿痤疮不需要药物治疗，因为在婴儿自己体内的激素开始分泌之后，堵塞的毛孔很快就会自己畅通。但要注意护理，要轻轻地为孩子清洗皮肤，至少每天两次，孩子穿的衣服要绝对清洁。如果痤疮持久不消退，可涂些过氧化苯甲酰软膏，或到医院诊治。

新生儿佝偻病怎样预防

　　佝偻病是婴幼儿常见病。得佝偻病的孩子爱哭闹，睡眠不安，多汗，不爱吃奶，容易受惊。病情严重的还会出现方头顶、罗圈腿等现象。发育比一般孩子慢，抵抗力也低。身体里缺少维生素D是得病的主要原因。骨骼的生长发育需要钙、磷等矿物质，这些物质的吸收和利用都离不开维生素D。缺少维生素D，食物中的钙、磷不易被身体吸收利用，就会影响骨质的钙化，引起佝偻病。哪些小儿容易得佝偻病呢？首先是早产儿和双胞胎，因先天不足从母体里带来的钙少。其次是胖娃娃，骨骼粗大，需要钙质比一般婴儿多。还有一些经常腹泻或长期吐奶的婴儿，以及人工喂养的婴儿，因钙质吸收不好，都容易患佝偻病。

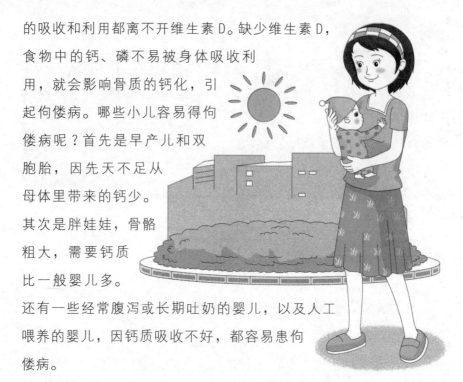

预防佝偻病。最简单的方法是让孩子多晒太阳，因为太阳中的紫外线照射在人的皮肤上，可以合成维生素D，所以常晒太阳的婴儿不会得佝偻病。还要让孩子适当吃一些富含维生素D的鱼、蛋、乳类食品，还要给孩子吃鱼肝油，尤其是早产儿或双胞胎，满月以后即应补充鱼肝油，每日3～5滴，或者口服丁维钙粉，每日1克。

新生儿抽风是怎样引起的

新生儿抽风是常见症状之一。引起新生儿抽风的常见原因有下列几种。

（1）低钙　新生儿出生后体内原来储存的钙较少（如母亲怀孕期间缺钙、早产或多胎妊娠），生后母奶所补充的钙又不足，加之自身甲状旁腺的功能不全，不能进行调节，致使血中的钙浓度下降，降到一定程度后，即可使全身肌肉的兴奋性增高从而引起抽风。此外，牛奶中的钙质不易被吸收，以牛奶喂养的新生儿容易发生低钙抽风。

（2）低镁　引起新生儿低镁血症的原因与引起低钙的原因相似。如果孩子长期腹泻，也可促使体内本来就不多的镁从大便中排出。早产儿和牛奶喂养或长期腹泻的患儿，更易发生低镁。

（3）颅内出血　新生儿缺氧缺血性脑病、破伤风、脑膜炎、核黄疸等均会引起新生儿抽风。